医学助记图表与歌诀丛书

医学遗传学助记图表与歌诀

主　编　余承高　王家顿　谭　萍　陈栋梁

副主编　任　波　甘　丽　袁世锦

编　委（按姓氏笔画排序）

王家顿　甘　丽　任　波　刘　畅
刘　翔　杜　鸣　余承高　陈　曦
陈栋梁　袁世锦　莫朝晖　晏汉姣
谭　萍

北京大学医学出版社

YIXUE YICHUANXUE ZHUJI TUBIAO YU GEJUE

图书在版编目（CIP）数据

医学遗传学助记图表与歌诀 / 余承高等主编 .
—北京：北京大学医学出版社，2017. 2
（医学助记图表与歌诀丛书）
ISBN 978-7-5659-1541-3

Ⅰ . ①医… Ⅱ . ①余… Ⅲ . ①医学遗传学
Ⅳ . ① R394

中国版本图书馆 CIP 数据核字（2017）第 004792 号

医学遗传学助记图表与歌诀

主 编：余承高 王家顿 谭 萍 陈栋梁
出版发行：北京大学医学出版社
地 址：（100191）北京市海淀区学院路 38 号 北京大学医学部院内
电 话：发行部 010-82802230；图书邮购 010-82802495
网 址：http://www.pumpress.com.cn
E - m a i l：booksale@bjmu.edu.cn
印 刷：中煤（北京）印务有限公司
经 销：新华书店
责任编辑：马联华 责任校对：金彤文 责任印制：李 啸
开 本：710mm×1000mm 1/16 印张：12 字数：307 千字
版 次：2017 年 2 月第 1 版 2017 年 2 月第 1 次印刷
书 号：ISBN 978-7-5659-1541-3
定 价：26.00 元

前　言

医学遗传学是一门重要的基础理论课，其内容十分丰富。学习、记忆并掌握医学遗传学的基本知识，需要采取一些行之有效的方法。在许多辅助记忆的方法中，使用歌诀已被证明是收效显著的方法之一。以歌诀为体裁的医学著作在我国古代颇为多见，其特点是内容简要，文从语趣，富有韵律，朗读上口，记忆入心。

在多年的教学工作中，我们体会到，总结性图表具有提纲挈领、概括性强，条理分明、逻辑性强，直观形象、易于理解，简明扼要、便于记忆等特点，通过对比分析，将知识融会贯通，从而启发思维，培养能力。将歌诀与总结性图表结合起来学习，可以收到珠联璧合、相得益彰的良好效果。有鉴于此，我们也尝试将医学遗传学的基本内容编成歌诀，并用总结性图表加以注释，旨在为广大医学生提供一种新颖、独特、有效的医学遗传学学习方法。

随着医学的不断发展，现在的医学书籍和教材已很难用歌诀体裁来系统描述和阐明相关知识，但我国语言博大精深，为编写医学遗传学歌诀提供了深厚的基础。鲁迅先生曾说："地上本没有路，走的人多了，也便成了路。"我们殷切地希望有更多的同仁和我们一道，将医学遗传学歌诀编写得越来越好，共同开辟出一条用歌诀的方式学习医学遗传学的新途径。

在华中科技大学、武汉科技大学、武汉肽类物质研究所和北京大学医学出版社等单位的大力支持和鼓励下，本书才能得以顺利出版，在此致以衷心的感谢！

为满足更多读者的需求，本书的编写参考了多种教科书，但由于我们的水平有限，错误、疏漏和不妥之处难免，敬希广大同仁和读者不吝指正。

余承高

目 录

绪　　论

一、医学遗传学的任务和范畴

医学遗传学的任务

医学遗传学使命，研究防治遗传病。

绪表 -1　医学遗传学

基本要点	说明
定义	医学遗传学是用人类遗传学的理论和方法来研究这些"遗传病"从亲代传至子代的特点和规律、起源和发生、病理机制、病变过程及其与临床关系（包括诊断、治疗和预防）的一门综合性学科
研究内容	医学遗传学侧重于遗传病的病因学、病理生理学的研究。医学遗传学往往是从医学角度来研究人类疾病与遗传的关系。因此，医学遗传学可以说是一门由遗传病这一纽带将遗传学和医学结合起来的边缘学科
临床遗传学或遗传医学	侧重于遗传病的预防、诊断和治疗等内容
人类遗传学	主要从人种和人类发展史的角度来研究人的遗传性状，同时广泛研究形态结构、生理功能上的变异
遗传病	经典概念：遗传病是指遗传因素作为唯一或者主要病因的疾病。遗传病或遗传性疾病是其发生需要有一定的遗传基础，通过这种遗传基础，按一定的方式传于后代发育形成的疾病
	现代医学概念：遗传病的概念有所扩大，遗传因素不仅仅是一些疾病的病因，也与环境因素一起在疾病的发生、发展及转归中起关键性作用

二、医学遗传学发展简史

医学遗传学发展史

龙生龙，凤生凤，老鼠的儿子会打洞。遗传现象人人知，其中机制却难懂。

著名学者孟德尔，科学研究才开始。基因就是 DNA，遗传物质是基因。

众多学者来研究，研究成果真惊人。已知多种遗传病，发病机制渐渐明。

遗传病的防与治，不断改进和创新。

绪表 -2 医学遗传学大事记

年代	里程碑	主要贡献者
1839	细胞学说	Schleiden 和 Schwann
1859	进化论	Darwin
1865	颗粒遗传假说	Mendel
1882	发现染色体	Flemming
1902	发现先天性代谢缺陷病	Garrod
1903	染色体是遗传物质的载体	Sutton 和 Boveri
1910	美国首次遗传咨询门诊	Davenport
1911	首次定位人类基因	Wilson
1944	遗传物质是 DNA	Avery
1953	DNA 的双螺旋结构	Watson、Crick、Franklin 和 Wilkins
1956	镰状细胞贫血为突变所致	Ingram
1956	人染色体数目应为 $2n = 46$	蒋有兴和 Levan
1959	首例染色体病（唐氏综合征）	Lejeune
1960	首次产前筛查性别	Riis 和 Fuchs
1960	外周血的染色体分析	Moorhead
1961	PKU 的新生儿筛查	Guthrie
1961	X 染色体失活现象	Lyon
1961	遗传密码	Nirenberg
1964	产前超声筛查	Donald
1966	首次产前染色体分析	Breg 和 Steel
1966	《人类 Mendel 遗传》（MIM）问世	McKusick
1967	体细胞杂交技术用于人类基因定位	Weiss 和 Green
1970	Rh 血型不相容的预防	Clarke
1970	染色体显带技术	Caspersson 和 Zech
1975	DNA 测序技术	Sanger、Maxam 和 GILBERT
1976	首次 DNA 诊断	简悦威（Yuet-Wai Kan）
1977	首次克隆人类基因	Shine
1977	用基因工程技术制成生长抑素	Itakura
1979	体外受精技术（试管婴儿）	Edwards 和 Steptoe
1979	用基因工程生产胰岛素	Goeddel
1982	基因工程生产的胰岛素上市	众多学者
1985	DNA 指纹图	Jeffreys

年代	里程碑	主要贡献者
1986	发明 PCR 技术	Mullis
1987	人类染色体连锁图	众多学者
1987	OMIM 诞生	McKusick
1990	首次基因治疗	Rosenberg、Anderson 和 Blaese
1990	首个畸形数据库在英国伦敦建成	Baraitser 和 Winter
1990	首次成功的 PGD	Handyside 和 Winston 等
1991	首个神经遗传学数据库在英国伦敦建成	Baraitser 和 Winter
1993	人类基因组物理图谱绘成	众多学者
2000	人类基因组序列的框架图	众多学者
2003	人类基因组测序完成	人类基因组测序协作组和 Celera
2006	植入前遗传学单体型分析	Renwick、Abbs 等
2007	人类基因组 SNP 图谱公布	国际 HapMap 协作组
2007	首例个人基因组测序	Watson 和 Venter
2008	拟对 20 个种族或民族的 1 000 多例个体进行基因组测序的千人计划开始实施	国际千人基因组计划
2010	人类可遗传的变异大全出版（可能涉及了 95%）	国际千人基因组计划

三、遗传病概述

遗传病的特点

遗传病，有特征，垂直传递先天性。传递数量有比例，多不传染家族性。

绪表 -3　遗传病概述

基本要点	说明
遗传病的传播方式	如果是遗传性的，一般以"垂直方式"出现，不延伸至无亲缘关系的个体
遗传病的数量分布	患者在亲祖代和子孙中是以一定数量比例出现的，即患者与正常成员间有一定的数量关系
遗传病的先天性	遗传病往往有先天性特点，但不是所有的遗传病都是先天性的；反之，先天性疾病也有两种可能性，即有些先天性疾病是遗传性的
遗传病的家族性	遗传病往往表现为家族性，但不是所有的遗传病都表现为家族性；反之，家族性疾病可能是遗传的，但不是所有的家族性疾病都是遗传的
遗传病的传染性	在目前已知的疾病中，人类朊蛋白是一种既遗传又具有传染性的疾病

人类遗传病的分类

遗传病分五类型，单基因与多基因。染色体病体 C 病，线粒体病第五名。

绪表 -4 人类遗传病的分类

分类	说明
单基因病	单基因病由基因突变所致。这种突变可发生于两条染色体中的一条，由此所引起的疾病呈常染色体（或性染色体）显性遗传；这种突变也可同时存在于两条染色体上，由此所引起的疾病呈常染色体（或性染色体）隐性遗传
多基因病	多基因病是有一定家族史但没有单基因性状遗传中所见到的系谱特征的一类疾病，如先天性畸形及若干人类常见病。环境因素在这类疾病的发生中起不同程度的作用
染色体病	染色体病是染色体结构或数目异常引起的一类疾病。从本质上说，这类疾病涉及一个或多个基因结构或数目的变化，因此其对个体的危害往往大于单基因病和多基因病
体细胞遗传病	体细胞遗传病只在特异的体细胞中发生，体细胞基因突变是此类疾病发生的基础。这类疾病包括恶性肿瘤、白细胞、自身免疫缺陷病以及衰老等
线粒体遗传病	线粒体遗传病就是由线粒体 DNA 缺陷引起的疾病，包括 Leber 遗传性视神经病等

绪表 -5 常见遗传病的遗传方式及发生率

疾病（OMIM）	遗传方式	发生率
单基因病		
腺苷脱氨酶缺乏症（102700）	AR	少见
α_1- 抗胰蛋白酶缺乏症	AR	1/3 000 ～ 1/20 000
囊性纤维变性（219700）	AR	1/2 000；亚洲人极罕见
Duchenne 肌营养不良（310200）	XR	1/3 000 ～ 1/3 500
家族性高胆固醇血症	AD	1/500
脆性 X 综合征（309550）	XL	男性：1/500；女性：1/2 000 ～ 1/3 000
葡萄糖 -6- 磷酸酶缺乏症（305900）	XR	男性：1/4 ～ 1/20
血友病 A（306700）	XR	男性：1/10 000
Huntington 舞蹈病（143100）	AD	4/100 000 ～ 8/100 000
强制性肌营养不良症（160900）	AD	1/10 000
神经纤维瘤 I 型（162200）	AD	1/3 000 ～ 1/5 000
成骨不全（166200）	AD	1/15 000
苯丙酮尿症（261600）	AR	1/5 000

疾病（OMIM）	遗传方式	发生率
视网膜母细胞瘤（180200）	AD	1/14 000
镰状细胞贫血（603903）	AR	部分种族：1/400
地中海贫血（140100）	AR	常见
Wilms 瘤（194070）	AD	1/10 000
Tay-Sachs 病（272800）	AR	1/3 000
染色体病		
唐氏综合征（190685）	47,+21	1/800
18 三体综合征	47,+18	1/8 000
13 三体综合征	47,+13	1/25 000
Klinefelter 综合征	47,XXY	男性：1/1 000
Turner 综合征	45,X	女性：1/5 000
XXX 综合征	47,XXX	女性：1/1 000
XYY 综合征	47,XYY	男性：1/1 000
Prader-Willi 综合征（176270）		1/10 000 ～ 1/25 000
多基因遗传病		
唇裂（119530）		1/250 ～ 1/600
先天性心脏病		1/125 ～ 1/250
神经管缺陷（601634）		1/100 ～ 1/500
糖尿病（222100；125853）		成人：1/10 ～ 1/20
冠状动脉粥样硬化病（209010）		特定人群：1/15
体细胞遗传病		
肿瘤		总：1/3
线粒体疾病		
Leber 视神经萎缩（535000）	细胞质遗传	少见

在线《人类孟德尔遗传》

《人类孟德尔遗传》，世界著名之网站。遗传学有新进展，随时上网可浏览。

绪表 -6　在线《人类孟德尔遗传》概况

"在线《人类孟德尔遗传》(OMIM)"为"Online Mendelian Inheritance in Man"的简称,由美国 Johns Hopkins 大学医学院 Victor A McKusick 教授主编的《人类孟德尔遗传》(Mendelian Inheritance in Man:Catalogs of Human Genes and Genetic Disorders, 简称 MIM)一书,一直是医学遗传学最权威的百科全书和数据库,被誉为医学遗传学界的"圣经"

MIM 包括所有已知的遗传病、遗传决定的性状及其基因,除了简略描述各种疾病的临床特征、诊断、鉴别诊断、治疗与预防外,还提供已知有关致病基因的连锁关系、染色体定位、组成结构和功能、动物模型等资料,并附有经缜密筛选的相关参考文献

MIM 制定的各种遗传病、性状、基因的编号,简称 MIM 号,为全世界所公认。有关疾病的报道必须冠以 MIM 号,以明确所讨论的是哪一种遗传病

联机形式的"在线《人类孟德尔遗传》"于 1987 年应运而生,并且免费供全世界科学家浏览和下载

OMIM 的网址是:http://www.ncbi.nlm.nih.gov/omim。截至 2003 年 12 月 26 日的统计,OMIM 总目录为 15 040 个,与人类疾病或性状相关的基因座为 11 189 个,仅有表型描述的为 1 458 个,其他条目 2 393 个

疾病的发生与遗传因素和环境因素的关系

疾病发生两因素,环境因素和遗传。二者可能是单一,也可相互有影响。

绪表 -7　疾病发生中遗传与环境的关系

关系	举例
完全由遗传因素决定发病	血友病 A 等
基本上由遗传决定,但需要环境中一定诱因的作用	蚕豆病
遗传和环境因素对发病都有作用,在不同的疾病中,其遗传度各不相同	唇裂、腭裂等
发病完全取决于环境因素,与遗传基本上无关	烧伤、烫伤等

遗传病在医学实践中的一些问题

研究防治遗传病,一些问题要搞清。

绪表 -8　遗传病在医学实践中的一些问题

问题	说明
医生如何确定患者所患疾病是否有遗传性	①医师要具有丰富的临床经验、全面的遗传学知识 ②还需要足够的实验室技术(包括分子诊断)来辅助诊断 ③计算机软件用于遗传病的诊断,为医师确定患者所患疾病是否具有遗传性提供了有力的手段

问题	说明
再发风险率	①再发风险率是患者所患遗传性疾病在家系中再发生的风险率 ②影响再发风险率的因素很多，因此很难对遗传病的再发风险率制定一个标准 ③任何一种遗传病都有一个群体风险率的基线，即任何一次妊娠所生子女其群体风险率有些是根据疾病的遗传方式决定的，有些是基于经验概率得到的
遗传性疾病的群体负荷	①负荷是指遗传病在群体中的严重程度，通常用发生率来表示 ②发生率越高，群体中的遗传有害性越高，人类需要的对应措施越多，也可以说是负荷也越大
遗传病与医学伦理	①遗传病的产前诊断问题： a.产前诊断技术上的安全性 b.产前诊断实施后对患儿的医学措施的"合法性""合理性""可靠性""安全性"等 ②遗传病的症状前诊断问题： a.是否有有效的医学措施使症状前患者免受"未来"疾病的困扰 b.个人隐私问题 ③基因治疗问题： a.基因诊断、基因治疗在技术上的安全性问题 b.诊断及治疗措施的"合法性""合理性"等问题 c.基因治疗措施对人类基因组的安全控制问题等 ④宗教、伦理、道德、法律也都是遗传病临床实践中需要重视的问题

四、遗传病的研究策略

遗传病的研究策略

遗传病，有多种，研究策略不相同。

绪表 -9　遗传病的研究策略

遗传病类型	研究策略
单基因病	①早期对遗传病的研究首先集中在由遗传损伤而引起的生化功能如酶或蛋白质缺陷上，然后通过蛋白质的信息设计出核酸探针，筛选特定的文库从而获得相应遗传病的致病基因，这就是所谓的功能克隆 ②基因产物不明的单基因病，研究策略是位置克隆 ③基因定位：常用连锁分析法
多基因病	①患病同胞对法（ASP法）：ASP法的研究对象是各家系中的患者同胞对，并寻找共同出现概率超过1/4的遗传标志，则该标志本身或其周围存在疾病相关基因

续表

遗传病类型	研究策略
	②患者家系成员法：分析对象扩展到整个家系的所有成员，该方法解决了家系资料来源不足的问题，但分析效率低于ASP法 ③传递不平衡检验法 ④数量性状位点分析 ⑤生物统计模型拟合
染色体病	①羊水染色体检查产前诊断技术：通过羊水、绒毛和胎儿血检查胎儿染色体有无异常 胚胎着床前产前诊断技术：对受精卵进行染色体检查 ②对患儿的风险进行预测和评估来探讨染色体不分离过程中所涉及的生物分子、生理途径及环境诱因，并借此找出可靠的指标对有关人群出生患儿的风险进行预测和评估

识别基因遗传基础的方法

如何识别遗传病，研究方法有多种。

绪表-10　识别疾病遗传基础的方法

方法	说明
群体筛查法	选定某一人群，采用简便、精确的方法对某种疾病进行普查。将患者亲属发病率与群体发病率进行比较，如果患者亲属发病率高于一般群体发病率，而且发病率还表现为一级亲属大于二级亲属，二级亲属大于三级亲属，三级亲属大于一般人群，则表明遗传继承关系影响该病发生，可以认为该病有遗传基础
系谱分析法	在初步确认一种病可能是遗传病后，对患者家族成员的发病情况进行全面调查，绘制系谱，根据系谱特征进行分析，往往可以确定单基因病的遗传类型和方式
双生子法	通过比较单卵双生和二卵双生某疾病发生的一致性，如果单卵双生的发病一致性远高于二卵双生，则表明这种疾病与遗传有关，如果两者差异不显著，则表明这种疾病与遗传因素没有直接关系
种族差异比较法	如果某种疾病在不同种族中的发病率、临床表现、发病年龄和性别、合并症有显著差异，则应考虑该病与遗传密切相关
疾病组分分析法	对于发病机制未完全清楚的复杂病，如果需要研究其遗传因素，可以将疾病"拆开"以对其某一发病环节（组分）进行单独的遗传学研究。如果证明所研究的疾病组分受遗传控制，则可认为这种疾病也有遗传基础
伴随性状研究法	如果某一疾病经常伴随另一已确定由遗传决定的性状或疾病出现，则说明该病与遗传有关
动物模型	动物中存在的自发遗传病作为研究人类遗传病的辅助手段
染色体分析	对于多发性畸形、体格或智能发育不全的患者以及妊娠早期反复流产的女性，经过染色体检查、核型分析可以确定其是否存在染色体异常的病因

第一章　人类基因和基因组

一、基因的概念和化学本质

基因

遗传物质是基因，基因存在细胞内，高等动物和人类，基因就是 DNA。

表 1-1　基因概述

基本要点	说明
概念	①经典遗传学概念：基因是具有特定"遗传效应"的 DNA 片段，它决定细胞内 RNA 和蛋白质（包括酶分子）等的合成，从而决定生物遗传性状 ②现代遗传学概念：基因是决定一定功能产物的 DNA 序列。这种功能产物主要是蛋白质和 RNA。一个基因的结构除了编码特定功能产物的 DNA 序列外，还包括对这个特定产物表达所需的邻近 DNA 序列
化学本质	人类基因的化学本质是 DNA，但在某些仅含 RNA 和蛋白质的病毒中，其 RNA 是遗传物质

DNA 分子的组成

腺嘌呤，鸟嘌呤，胸腺嘧啶胞嘧啶。碱基核糖加磷酸，核苷酸则可定型。

表 1-2　DNA 分子的组成

碱基（base）	脱氧核糖核苷（deoxyribonucleotside）	脱氧核糖核苷酸（deoxyribonucleotide）
腺嘌呤（A）	脱氧腺苷	脱氧腺苷酸（dAMP）
鸟嘌呤（G）	脱氧鸟苷	脱氧鸟苷酸（dGMP）
胞嘧啶（C）	脱氧胞苷	脱氧胞苷酸（dCMP）
胸腺嘧啶（T）	脱氧胸腺或胸苷	脱氧胸腺苷酸或胸苷酸（dTMP）

DNA 分子的结构

（1）

一级结构核苷链，排列顺序有特点。二级结构双螺旋，反向平行又互补。
三级结构超螺旋，组装精细又致密。再次折叠称四级，组装形成染色体。

（2）

脱氧多核苷酸链，两链并联双螺旋。胸腺鸟胞双双接，紧缩绞成麻花瓣。

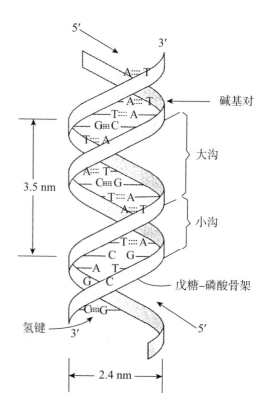

图 1-1　DNA 双螺旋结构示意图

DNA 是由两条走向相反的多聚核苷酸链构成的，两条核苷酸链围绕同一中心轴形成了右手双螺旋结构。在 DNA 双螺旋结构中，亲水的骨架位于双链的外侧，疏水的碱基位于双链的内侧，双螺旋的表面形成两条凹槽，一面宽而深，称为深沟；另一面狭而浅，称为浅沟

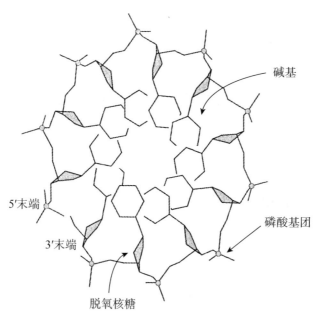

图 1-2　DNA 双螺旋结构的俯视图

DNA 双链的骨架位于双螺旋结构的外侧，而互补的碱基对位于双螺旋结构的内侧

表 1-3　DNA 分子的结构——DNA 双螺旋结构模型概述

基本要点	说明
反向平行的互补双链	DNA 分子由两条互相平行但走向相反的脱氧多聚核苷酸链组成，脱氧核糖核磷酸形成长链的基本骨架，位于外侧
右手螺旋	反平行双链围绕同一中心轴盘绕成右手螺旋，螺距为 3.4 nm，直径为 2.0 nm，每个螺旋单元含有 10 个碱基对（bp）。螺旋轴穿过碱基平面，相邻碱基对沿轴旋转 36°，上升 0.34 nm。DNA 分子存在一个大沟和一个小沟
碱基互补配对	两条链的碱基之间以氢键相连接。腺嘌呤（A）始终与胸腺嘧啶（T）配对形成两个氢键，鸟嘌呤（G）始终与胞嘧啶（C）配对形成三个氢键。碱基平面几乎垂直于螺旋轴
维持双螺旋结构稳定的力量	碱基对之间的氢键维持双螺旋结构横向稳定，碱基平面间的疏水性堆积力维持纵向稳定

二、人类基因和基因组的结构特点

人类基因组的组成

线粒体与核基因，组成人类基因组。

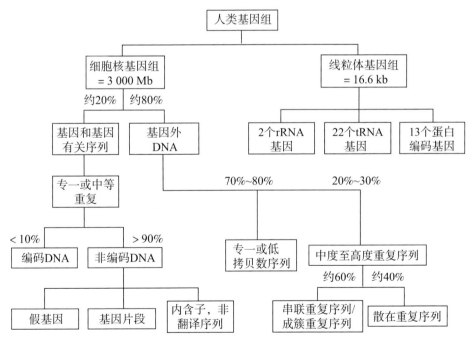

图 1-3　人类基因组的组织结构

本图说明见表 1-4

表 1-4　人类基因组的组织结构

基本要点	核基因组	线粒体基因组
大小（完成全测序的时间）	3.28×106 bp（2004 年）	16 568 bp（1981 年）
DNA 分子的类型	23 个（在女性中）或 24 个（在男性中）线性 DNA 分子	1 个环形 DNA 分子
每个细胞所含的 DNA 分子	不同倍性的细胞各异，如二倍体细胞为 46 个	通常为几千个拷贝
相关蛋白质	不同类型的组蛋白和非组蛋白	没有蛋白
蛋白质编码基因数目	21 000 个左右	13 个
RNA 基因数目	不确定，> 8 000 个	24 个
基因密度	不确定，~ 1/120 kb	1/0.45 kb
重复 DNA	超过核基因组的 50%	很少
转录	通常基因是独自转录的	重链和轻链同时产生多个基因转录物
内含子	大多数基因含有内含子	没有内含子
蛋白质编码序列的百分比	约 1.1%	约 66%
密码子	61 个氨基酸密码子＋3 个终止密码子	60 个氨基酸密码子＋4 个终止密码子
重组	减数分裂时每对同源染色体至少发生 1 次重组	没有重组现象
遗传方式	X 染色体和常染色体呈孟德尔遗传，Y 染色体呈父系遗传	主要呈母系遗传

人类基因组的组织结构特点

人类基因组结构，核酸碱基对较多。单顺反子是产物，重复序列比较多。

结构基因不连续，断裂基因特点多。

表 1-5　人类基因组的组织结构特点

基本要点	说明
真核基因结构庞大	①哺乳类动物基因组 DNA 由约 3×10^9 bp（碱基对）的核苷酸组成 ②人的基因组约有 3 万～ 4 万个基因 ③DNA 与组蛋白结合形成复杂的染色质结构
单顺反子	真核基因的转录产物为单顺反子，即一个编码基因转录生成一个 mRNA 分子，经翻译生成一条多肽链
重复序列	真核 DNA 中存在大量重复序列
基因不连续性	真核生物的结构基因是不连续的，为断裂基因，其特点见表 1-6

表 1-6　断裂基因的特点

真核生物的结构基因是断裂基因
由编码的外显子和非编码的内含子组成，二者相间排列。不同基因所含内含子数目的大小也不同
断裂基因中的内含子和外显子的关系不完全是固定不变的，有时会出现这样的情况，即在同一条 DNA 分子上的某一段 DNA 顺序，在作为编码某一条多肽链的基因时是外显子，但是作为编码另一条多肽链的基因时是内含子，这是由于 mRNA 剪接加工的方式不同所致
每个断裂基因中第一个外显子的上游和最末一个外显子的上游，都有一段不被转录的非编码区，称为侧翼序列
断裂基因结构中外显子 - 内含子的接头区是一高度保守的一致顺序，称为外显子 - 内含子接头。每个内含子的两端具有广泛的同源性和互补性，5′ 端起始的两个碱基是 GT，3′ 端最后两个碱基是 AG，通常将这种接头形式称为 GT-AG 法则

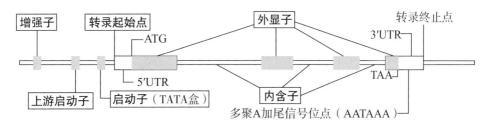

图 1-4　断裂基因的结构

人类基因的分类

人类基因之分类，功能序列分四类。

表 1-7　人类基因的分类

分类	说明
单一基因	在人的基因中，25% ～ 50% 的蛋白质基因在单倍体基因组中只有一份，称为单一基因或单一序列。
基因家族	在已克隆的许多基因中发现它们不完全是单拷贝，有的是重复的多拷贝，这一部分基因属于两个或更多个相似基因的家族，称为基因家族，类同的蛋白质则组成蛋白质家族，其蛋白质成员由数个到数十个，个别可达数百。例如，β 珠蛋白基因家族包括 5 个功能基因：β、δ、Aγ、Gγ 和 ε，它们分别在生活史的不同阶段表达，具有不尽相同的功能。细胞骨架蛋白、肌动蛋白、微管蛋白、中间纤丝等也形成不同的蛋白质家族，可能对同一个体的不同细胞类型呈现差异性表达，以合理搭配，发挥其生理作用
假基因	在人的 β 珠蛋白基因家族中至少有两个区的序列 ψβ1 和 ψβ2 与有功能的 β 珠蛋白基因相似，但是它没有相应的蛋白质产生，为假基因。假基因是一种没有功能的畸变基因，即核苷酸序列与有功能的正常基因有很大的同源性，但由于突变、缺失或插入以致不能表达，因而没有功能

续表

分类	说明
串联重复基因	45SrRNA、5SrRNA、各种 tRNA 基因以及蛋白质家族中的组蛋白基因是呈串联重复排列的，这类基因称为串联重复序列。它们不同于成倍基因，编码了同一种或近乎同一种的 RNA 或蛋白质，rRNA、tRNA 基因的每个拷贝完全或几乎完全相同，但在基因间的间隔 DNA（linker DNA）相差很大。组蛋白基因家族较复杂，但每种组蛋白基因的拷贝完全相同

📖 人类基因组的组成分类

基因组分两大类：单拷贝与多拷贝。

表 1-8　人类基因组的组成分类

分类	说明
单拷贝序列	在基因组中仅有单一拷贝或少数拷贝，其中有些是编码细胞中各种蛋白质和酶的结构基因。单拷贝或低拷贝 DNA 序列可占到人类基因组的 45%
重复拷贝序列	占人类基因组的 55%
串联重复	约占整个基因组的 10%
散在重复 DNA 序列和其他可动 DNA 序列	约占整个基因组的 45%

三、基因的生物学特性

📖 基因的生物学特性

遗传信息储存器，能够自我来复制。遗传信息可表达，基因表达可调控。

表 1-9　基因的生物学特性

基本要点	说明
遗传信息的储存单位	在 DNA 的脱氧核苷酸长链上每 3 个相邻碱基序列构成一个三联体，每个三联体密码能编码某种氨基酸，所以三联体是遗传信息的具体表现形式。因而，三联体又称三联体密码、遗传密码或密码子
基因自我复制	以 DNA 分子自身为模板合成新的 DNA 分子的过程，能保持遗传的连续性
基因表达	将所储存的遗传信息转变为蛋白质或酶分子的过程
基因表达可调控	能在特定时间和特定细胞中激活特定的基因，从而实现"预订"的有序分化发育过程

遗传密码的特性

遗传密码五特性，方向性与连续性，简并性与通用性，第五是有摆动性。

表 1-10　遗传密码的特性

基本要点	说明
方向性	每个密码子的三个核苷酸必须从 5′→3′ 方向阅读，不能倒读
连续性	密码的三联体不间断，需 3 个 1 组连续读下去
简并性	密码子共 64 个，除 3 个终止密码外，其余 61 个密码子代表 20 种氨基酸。除 Trp、Met 各有 1 个密码外，其他均有 2 个或多个密码，三联体上一、二位碱基大多是相同的，只是第三位不同。遗传密码的简并性指密码上第 3 位碱基改变不影响氨基酸的翻译。起始密码为 AUG，5′ 第一个 AUG 为起始密码，位于中间者为蛋氨酸的密码；终止密码为 UAA、UAG、UGA；丝氨酸的密码从病毒到人，均为 AGU
通用性	指从简单生物到人类都使用同一套密码
摆动性	指密码与反密码子配对时，出现的不遵从碱基配对原则的情况。密码子的第一位常出现稀有碱基次黄嘌呤

基因的自我复制

DNA 复 DNA，双链解开各新配。A-T、G-C 对应补，成链有赖聚合酶。

半旧半新两子链，形若单轨分双轨。

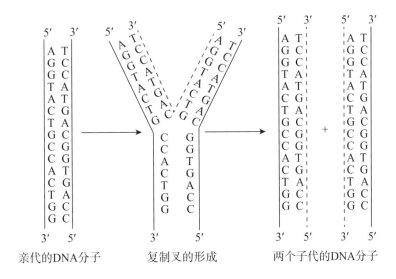

亲代的DNA分子　　　复制叉的形成　　　两个子代的DNA分子

图 1-5　DNA 半保留复制及其复制的方向

表 1-11　基因的自我复制

基本要点	说明
复制过程	
DNA 双螺旋结构解旋为联通单股的多核苷酸链	①亲代 DNA 分子有解旋酶作用 ②从复制起点开始，双链之间的氢键断开，成为两条单股的多核苷酸链 ③复制的起点是特异的，由特定的碱基序列组成 ④真核生物具有数个复制起点序列，复制从多个位点开始并同时进行
DNA 分子的每一股单链都可作为模板进行自我复制	以每股单链为模板，在 DNA 聚合酶的作用下，逐个将单核苷酸串联成一定长度的多聚核苷酸片段，再经 DNA 连接酶的作用聚合成一条完整的 DNA 新链
复制特点	①互补性：在 DNA 复制时，作为模板的 DNA 单链按照碱基互补原则，选择合成 DNA 新链的相应单核苷酸 ②半保留性：复制结束后，两条模板链（亲链本身分别成为子代 DNA 分子双链中的一条链，即在每个子代 DNA 分子的双链中，总是保留着一条亲链）。DNA 的这种复制方式称为半保留复制 ③反向平行性：复制时，如模板链是 $5' \to 3'$，那么新合成的子链就是 $3' \to 5'$；反之，模板链是 $3' \to 5'$，子链则是 $5' \to 3'$ ④不对称性：DNA 复制是不对称的，即以 $3' \to 5'$ 亲链做模板时，其子链合成是连续的；而以 $5' \to 3'$ 亲链做模板时，子链的合成则是不连续的。以 $5' \to 3'$ 亲链做模板时，首先在引发体的起始引发下，合成数以千计的 DNA 小片段，称为冈崎片段，然后，在 DNA 连接酶的作用下，将冈崎片段连接起来，新生链逐渐加长，直至合成一条完整的新链 ⑤不连续性：真核细胞的 DNA 包含多个复制起点，其 DNA 的复制是以复制单位进行的。复制单位是介于两个复制起点之间能独立进行复制的 DNA 区段

基因表达

基因就是 DNA，结构调控两大类。基因信息之流向，中心法则人人知。

包括转录与翻译，表达产物蛋白质。

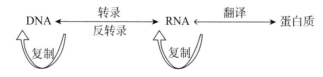

图 1-6　修正后的中心法则

1958 年，Crick 提出"DNA → RNA →蛋白质"的单方向基因表达模型，但 1970 年 Baltimore 等发现 RNA 病毒的反转录现象，同时发现 RNA 也能够自我复制和翻译，于是对 Crick 的中心法则进行了修正

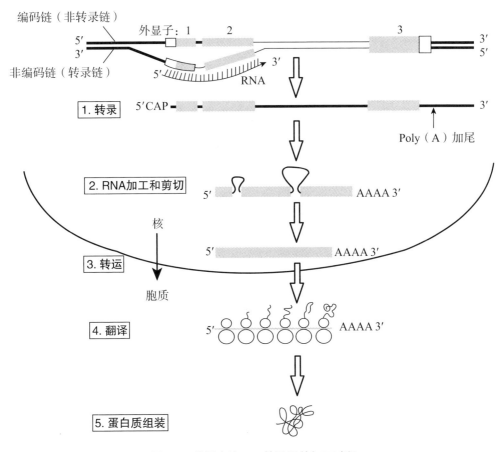

图 1-7 基因表达——转录及其加工过程

表 1-12 基因表达步骤

基本要点	说明
转录	在 RNA 聚合酶催化下，以 DNA 的 3′→5′ 单链为模板，按照碱基互补配对原则，以三磷酸核苷酸为原料合成 RNA 的过程，分为起始、延伸和终止 3 个连续的步骤
翻译	以 mRNA 为模板指导蛋白质合成的过程，也分为起始、延长和终止 3 个连续的步骤

转录过程

DNA 转 RNA，A-U、G-C 双双配。起始延长与终止，新链连接棒靠酶。

表 1-13 RNA 转录过程

基本要点	说明
起始	RNA 聚合酶与 DNA 模板的启动子区结合，解开 DNA 双链，形成转录泡，以 DNA 的一条链为模板，NTP 为原料，按照碱基互补原则，由 pppA 或 pppG 启动转录。RNA 链合成开始后 σ 因子即脱落
延长	RNA 聚合酶（核心酶）沿 DNA 模板，按 5′→3′ 方向核苷酸聚合使链延长。RNA 生成后，暂时与 DNA 模板链形成 DNA-RNA 杂交体，很快 RNA 从模板上脱落。于是 DNA 模板链与编码链又重新结合成双链
终止	
依赖 ρ 因子的终止	在终止部位，RNA 聚合酶停止前进，后面的 ρ 因子赶上 RNA 聚合酶，发挥其解链酶活性。使新合成的 mRNA 脱落下来
不依赖 ρ 因子的终止	DNA 模版有终止信号，它可使合成的 mRNA 的 3′ 末端富含 G-C 的发夹样结构和带有一段寡聚 U，两者共同作用使转录终止

📖 翻译过程——蛋白质合成过程

耗能活化氨基酸，蛋白合成做准备。大小亚基组装后，肽链合成即起始。

根据密码运氨酸，tRNA 守其职。核酸氨酸一带一，领队入场正好比。

进位成肽及转位，肽链不断被延伸。终止密码出现时，肽链合成即停止。

肽链合成终止后，各类核酸即分离。

表 1-14 蛋白质合成过程

基本要点	说明
氨基酸活化	蛋白质生物合成的预备阶段
起始过程	形成起始复合物
肽链延长	多因子参与的核糖体循环过程。核糖体循环包括进位成肽和转位三个步骤
肽链合成终止过程	①终止密码的辨认 ②肽链和 mRNA 等的释出 ③核糖体大小亚基解聚三个步骤

📖 基因表达的调控

基因表达转与译，表达产物蛋白质。具有时空特异性，表达方式有多种。

诱导阻遏互协调，调控复杂多层次。转录翻译之前后，转录调节最为重。

通过严密之调控，产物质量得保证。

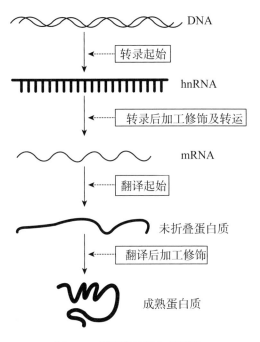

图 1-8 基因表达的多级调控

四、人类基因组计划

人类基因组计划的概念

人类基因组计划，全面研究基因组。绘出人类基因图，深入研究有基础。

表 1-15 人类基因组计划概述

基本要点	说明
人类基因组	人的所有遗传信息的总和。人类基因组包括两个相对独立而又相互关联的基因组：核基因组和线粒体基因组
人类基因组计划（HGP）	20 世纪 90 年代初开始的全球范围的、全面研究人类基因组的重大科学项目。旨在阐明人类基因组 DNA 3.2×10^9 bp 的序列，发现所有人类基因并阐明其在染色体上的位置，破译人类全部遗传信息，使人类第一次在分子水平上全面地认识自我
HGP 的整体目标	阐明人类遗传信息的组成和表达，为人类遗传多样性的研究提供基本数据，揭示 1 万余种人类单基因异常和上百种严重危害人类健康的多基因病的致病基因或疾病易感基因，建立对各种基因病的新的诊治方法，从而推动整个生命科学和医学领域发展
HGP 的基本任务	建立人类基因组的结构图谱，即遗传图、物理图、转录图与序列图，并在"制图 - 测序"的基础上鉴定人类的基因，绘出人类的基因图
HGP 的科学意义	奠定了阐明人类所有基因功能的功能基因组学研究的基础

结构基因组学

基因结构来研究，绘出基因四大图。

表 1-16 结构基因组学研究内容

研究内容	说明
遗传图	①遗传图又称"连锁图"，是以具有遗传多态性的遗传标记作为"位标"，以遗传学距离为"图距"的基因组图 ②遗传学距离以厘摩（cM）表示 ③作为 DNA 的遗传标志，第一代标志是 RFLP，第二代标志是 STR，第三代标志是 SNP ④两个标志之间的平均距离为 0.7 cM，人类基因组的遗传距离为 3 600 cM
物理图	①物理图是以一段已知核苷酸序列的 DNA 片段 [称为序列标记部位（STS）] 为"位标"，以 bp、kb 和 Mb 作为图距的基因组图 ②物理图的基本原理是将庞大的、无从下手的人类基因组先"敲碎"，再拼接，以便既能随意研究又能清楚地知道研究内容所处的染色体位置
转录图	①转录图将最终成为基因图，如果获得了 mRNA（或 cDNA）序列，就获得了基因功能的主要部分。cDNA 片段称为表达序列标记（EST）或"表达序列"图，即人类"基因图"的雏形 ②意义： a.能为估计人类基因的数目提供较为可靠的依据 b.提供的不同组织（空间）、不同发育阶段（时间）的基因表达的数目、种类及结构，特别是序列的信息 c.提供了鉴定基因的探针，以 EST 就可从"全长 cDNA 文库"到全长 cDNA，再进而从不同"基因组文库"中筛选全长的基因 d.本身就有直接的临床价值，如作为基因诊断的探针
序列图	①序列图是人类基因组的核苷酸序列图，也就是分子水平的最高层次的、最详尽的物理图 ②测定的总长度约为 1 米，由 30 多亿核苷酸组成的序列图是人类基因组计划中最为明确、最为艰巨的定量、定质（准确性）、定时的任务

后基因组计划——功能基因组学

基因组的层次上，研究表达与调控。理论研究与应用，研究内容有六种。

表 1-17 后基因组计划的研究内容

研究内容	说明
人类基因组多样性计划（HGDP）	研究各人群的基因组，比较不同人种、民族、族群基因组的差异，探讨人类进化的历史，研究不同人群对疾病的易感性和抗性上的差异，为预防医学提供基础

研究内容	说明
比较基因组学	在基因组的层次上，比较不同基因组之间的异同。致病基因的鉴定，肿瘤"表达图"的构建，以及不同组织、不同时间的"基因图"的构建，都属于比较基因组的范畴。而"人类基因组计划"中的"模式动物"基因组研究，更是比较基因组学的重要内容
工业基因组学	研究基因组学的工业应用的学科。作为动物反应器来生产人类生物制品的转基因猪、牛、鸡都已问世。能够提供人体器官的转基因动物已在实验室进行尝试。在基因组层次上改良原有的遗传结构来培育新的动、植物品种也已取得可喜的进展
药物基因组学	研究药物人体作用的遗传分布，以满足临床需要。遗传多样性对个体差异、临床症状的长短、费用和临床治疗的疗效等有决定因素，全基因组扫描可以用来寻找这些遗传多态性。得到影响药物作用的多态性后，可以优化药物设计和发现新化合物等
疾病基因组学	主要任务是分离重要疾病的致病基因与相关基因，以及确定其发病机制
蛋白质组学	研究细胞或组织中基因组所表达的全部蛋白质，尤其是不同生命时期，或正常、或疾病或给药前后的全部蛋白质的变化

第二章 基因突变

基因突变的概念

基因就是 DNA，基因可能有突变。自发诱变两类型，组成序列有改变。

表 2-1　基因突变概述

基本要点	说明
突变	在一定内、外因素的影响下，遗传物质可能发生变化，这种遗传物质的变化及其所引起的表型改变称为突变
基因突变	主要指基因组 DNA 分子在结构上发生碱基对组成或序列的改变，通常只涉及某一基因的部分变化
突变类型	根据基因突变发生的原因，将突变分为自发突变和诱发突变。自发突变也称自然突变，即在自然条件下，未经人工处理而发生的突变。诱发突变是经人工处理而发生的突变
诱变剂	能诱发基因突变的各种内、外环境因素统称为诱变剂。不同诱变剂可以诱发相同性质的突变，也可诱发不同类型的突变

一、基因突变的一般特性

基因突变的一般特性

基因突变六特性：可重复性、多向性、随机性、稀有性、可逆性及有害性。

表 2-2　基因突变的一般特性

	说明
多向性	多向性是指同一基因座上的基因可独立发生多次不同的突变而形成复等位基因，后者是指在某一群体中，同一基因座上存在 3 个或 3 个以上的等位基因
可重复性	对于任何一个基因位点来说，突变并不是只发生一次或有限几次，而总以一定的频率反复发生
随机性	对于不同个体、细胞或基因来说，突变的发生都是随机的
稀有性	基因突变在自然界是稀有的，各种基因在一定群体中都有一定的自发突变率（或称突变率）

说明
可逆性   基因发生突变的方向是可逆的，即基因 A 可以突变为其等位基因 a；反之，基因 a 也可以突变成等位基因 A。前者称为正突变，后者称为回复突变。一般正突变率远远超过回复突变率
有害性   基因突变会导致人类许多疾病的发生，人类绝大多数遗传病是由基因突变引起的。生殖细胞或受精卵的基因突变是绝大多数遗传病的发生原因。体细胞突变则常常是肿瘤发生的基础

二、基因突变的诱发因素

基因突变的诱因

理化生物等因素，均可损伤 DNA。

表 2-3　基因突变的诱发因素

说明
物理因素
紫外线   ①在紫外线的照射下，细胞内 DNA 的结构发生损伤，通常是 DNA 顺序中相邻的嘧啶类碱基结合成嘧啶二聚体，最常见的为胸腺嘧啶二聚体（TT） ②嘧啶二聚体的形成，使 DNA 的局部结构变形，当复制或转录进行到这一部位时，碱基配对发生错误，从而引起新合成的 DNA 或 RNA 的碱基改变
电离辐射   ①电离辐射的诱变作用是射线（X 线、γ 射线和快中子等）直接击中 DNA 链，能量被 DNA 分子吸收，引起染色体内部的辐射化学反应 ②导致 DNA 链和染色体的断裂，其片段发生重排，引起染色体结构畸变 电磁波辐射也是引起基因突变的物理诱变剂
化学因素
羟胺   ①羟胺可使胞嘧啶（C）的化学成分发生改变，不能正常地与鸟嘌呤（G）配对，而改为与腺嘌呤（A）互补 ②经两次复制后，C-G 碱基对就变成 T-A 碱基对
亚硝酸或含亚硝基化合物   ①这类物质可以使碱基脱去氨基（-NH2）而产生结构改变 ②A 被脱去氨基后可变成次黄嘌呤（H），H 不能再与 T 配对，而变为与 C 配对，经 DNA 复制后，可形成 T-A → C-G 的转换
烷化剂   ①甲醛、氯乙烯、氮芥等这一类具有高度诱变活性的烷化剂 ②可将烷基（CH3-、C2H5- 等）引入多核苷酸链上的任何位置，被其烷基化的核苷酸将产生错误配对而引起突变
碱基类似物   ①5- 溴尿嘧啶（5-BU）、2- 腺嘌呤（2-AP）等碱基类似物可以取代某些碱基而插入 DNA 分子引起突变 ②5-BU 的化学结构与胸腺嘧啶（T）类似，它既可以与腺嘌呤（A）配对，也可以与鸟嘌呤（G）配对 ③如果它以后又转成与 G 配对，经一次复制后，就可以使原来的 A-T 对变换成 C-C 对

	说　明
芳香族化合物	吖啶类和焦宁类等扁平分子构型的芳香族化合物可以嵌入 DNA 的核苷酸系列中，导致碱基插入或丢失的移码突变
生物因素	
病毒	①病毒如麻疹病毒、风疹病毒、流感病毒、疱疹病毒等是诱发突变的明显因素 ②RNA 病毒有可能是通过反转录酶合成病毒 DNA，再插入到宿主细胞的 DNA 序列中而引起突变的发生
真菌和细菌	①真菌和细菌所产生的毒素或代谢产物也能诱发基因突变 ②生活于花生、玉米等上的黄曲霉菌所产生的黄曲霉素具有致突变作用，并被认为也是引起肝癌的一种致癌物质

三、基因突变的形式

（一）静态突变

静态突变的类型

　　静态突变分两类：片段突变点突变。点突变又分两种：碱基替换、移码变。

　　片段突变分三种：缺失、重复及重排。

表 2-4　静态突变的类型

	说　明
点突变	DNA 链中一个或一对一种碱基发生的改变
碱基替换	DNA 链中碱基之间互相替换，从而使被替换部位的三联体密码意义发生改变 ① 类型： a. 转换：嘌呤 - 嘧啶对被另一种嘌呤嘧啶对所替换 b. 颠换：一种嘌呤 - 嘧啶对被另一种嘧啶 - 嘌呤对所替换 ② 效应： a. 同义突变：碱基被替换之后，产生新的密码子，但新、旧密码子是同义密码子，所编码的氨基酸种类保持不变，因此同义突变并不产生突变效应 b. 无义突变：编码某一种氨基酸的三联体密码经碱基替换后，变成不编码任何氨基酸的终止密码 UAA、UAG 或 UGA c. 错义突变：编码某种氨基酸的密码子经碱基替换，变成编码另一组氨基酸的密码子，致使多肽链的氨基酸种类和序列发生改变 d. 终止密码突变：DNA 分子中的某一个终止密码突变为编码氨基酸的密码，从而使多肽链的合成至此仍继续下去，直至下一个终止密码为止，形成超长的异常多肽链 e. 调控序列突变：使蛋白质合成的速率或效率发生改变，进而影响这些蛋白质的功能，并引起疾病

说明
移码突变	① 定义：由于基因组 DNA 链中插入或缺失一个或几个碱基对，从而使自插入或缺失的那一点以下的三联体密码的组合发生改变，进而使其编码的氨基酸种类和序列发生变化 ② 效应： a. 若在某一位点插入或缺失的是一个或两个碱基对，将引起该位点之后的整个密码组合及其排列顺序的改变 b. 若在某一位点插入或缺失 3 个碱基对，对其后的密码组合的影响相对较小 c. 如果在某一位点插入（或缺失）一个或两个碱基对，又在这一位点之后的某一位点缺失（或插入）同样数目的碱基对，那么除引起前、后两个位点之间的密码组合发生改变外，再后的密码组合却可得到恢复而保持正常
片段突变	①缺失：缺失是 DNA 在复制或损伤后修复时，某一片段没有被复制或修复造成的 ②重复：重复是已复制完的某一片段，又再次复制，其结果使新链出现这一片段的重复系列 ③重排：重排是 DNA 链发生多处断裂。断片的两端颠倒重接或几个断片重接的序列与原先序列不同

移码突变

移码突变类型多，碱基插入或缺失。或者插入又缺失，碱基数目不一致。

遗传密码乱了套，表达蛋白功丧失。

表 2-5　几种移码突变的结果

移码突变类型	结果							
正常密码组合	酪	丝	脯	苏	谷	天酰	丙	
……UAC-	AGU-	CCU-	ACA-	GAA-	AAC-	GCU	……	
插入一个碱基	酪	精	丝	酪	精	赖	精	
……UAC-	AG-Ⓐ ↑	UCC-	UAC-	AGA-	AAA-	CGC-	U	
插入三个碱基	酪	精	天冬	脯	苏	谷	天酰	丙
……UAU-	AG-Ⓐ-AAU- ↑	CCU-	ACA-	GAA-	AAG-	GCU	……	
缺失一个碱基	酪	缬	亮	谷酰	赖	苏		
……UAC-	↓GUC- Ⓐ	CUA-	CAG-	AAA-	ACG-	CU ……		

续表

移码突变类型	结果
	酪　　苏　　苏　谷　　天酰　　丙
缺失三个碱基	……　UAC-　A↓CU-ACA-　GAA-　　AAC-　　GCU　……
	GUC
插入又缺失 （一个碱基）	酪　　精　　　丝　　终止密码
	……　UAC-　AGⒶ-　UCC-　UA↓A-　GAA-　AAC-　GCU　……
	↑　　　　　　　Ⓒ

↑示插入位点，↓示缺失位点，"Ⓒ"示插入或缺失的碱基

（二）动态突变

　　动态突变

三核苷酸三序列，串联重复世代传。拷贝数目逐代加，动态突变称其名。

重复扩增多类型，可致相应各种病。

表2-6　动态突变概述

基本要点	说明
概念	串联重复的三核苷酸序列随着世代的传递而拷贝数逐代增加的突变方式。某些单基因遗传病是由于脱氧三核苷酸重复扩增所致，而且这种重复的拷贝数可随世代的递增而呈现累加效应，故有人称为动态突变
三核苷酸重复扩增病（TRED）	由动态突变引起的疾病。以三核苷酸为单位的重复序列扩增发生在编码区（TRED1型）和非编码区（TRED2型）所致的部分疾病及其相关的遗传学特征分别见表2-7和表2-8

表2-7　TRED1型疾病的临床及遗传学特征

疾病名称	遗传方式	染色体定位	重复定位	重复类型	正常范围	异常范围	父母来源	蛋白质	突变效应
HD	AD	4p16.3	编码区	CAG	6~35	36~121	父>母	huntingin	囊泡转运，细胞骨架
DRPLA	AD	12p13.31	编码区	CAG	7~25	49~88	父>母	Atrophin-1	神经元毒性
SBMA	X连锁	Xq11-q12	编码区	CAG	11~34	40~72	父>母	雄激素受体	运动神经元毒性
SCA1	AD	6p23	编码区	CAG	6~39	41~81	父>母	ataxin-1	降解成分在核内聚集
SCA2	AD	12q24.1	编码区	CAG	15~29	35~59	父=母	ataxin-2	不明
MJD	AD	14q24.3-q31	编码区	CAG	16~36	68~82	父=母	ataxin-3	不明

续表

疾病名称	遗传方式	染色体定位	重复定位	重复类型	正常范围	异常范围	父母来源	蛋白质	突变效应
SCA6	AD	19p13	编码区	CAG	4~17	21~30	父>母	钙通道	不明
SCA7	AD	3p21.1-p12	编码区	CAG	7~35	38~200	父>母	ataxin-7	不明
PMED		19p13.1-p12	编码区	CAC	5	6~7			
OMD		14q11.2-q13	编码区	GCG	6	7~13			
CCD		6p21	编码区	GCG、GCT、GCA	17	27			
syn			编码区	GCG、GCT、GCA	15	22~25			

HD：Huntington，舞蹈病；DRPLA：齿状核、苍白球、丘脑下体萎缩；SBMA：脊髓肌萎缩；SCA：脊髓小脑共济失调；MJD：Machado-Joseph病；PMED：假软骨发育不全/多发性骨骺发育不良；OMD：眼咽型肌营养不良（oculopharyngeal muscular dystrophy）；CCD：锁骨头颅发育不良（cleidocranial dysplasia）；syn：多指并指（synpolydactyly）；钙通道：α1A电压依赖性钙通道亚单位

表 2-8 TRED2 型疾病的临床及遗传学特征

疾病名称	遗传方式	染色体定位	重复定位	重复类型	正常范围	异常范围	父母来源	蛋白质	突变效应
DM	AD	19q13.2-q13.3	3'UTR	CTG	5~37	>2 000	父=母	DMPK	DMPK RNA 的蛋白结合异常
FA	AR	9q13-q21.1	内含子	GAA	7~22	200~1 200	父=母	frataxin	线粒体蛋白向线粒体的转运异常
FRAXA	X连锁	Xq27.3	5'UTR	CGG	6~52	200~4 000	母源	FMR1（FMRP）	突触蛋白翻译异常
FRAXE	X连锁	Xq28	5'UTR	GCC	6~35	>200	母>父	不明	不明
SCA8		13q21	3'UTR	CTG	16~37	107~127	母>父		
SCA12		5q31.3-5q32	5'UTR	CAG	7~28	66~78			
PME1	AR		5'UTR	12 bp 重复	2~3	30~75	父=母		

FRAX：脆性X综合征；DM：强直性肌营养不良；FA：Friedreich共济失调；PME1：进行性肌阵挛性癫痫；UTR：非翻译区；DMPK：强直性肌营养不良蛋白激酶；FMR1：脆性X智力低下1

四、DNA 损伤的修复

紫外线引起的 DNA 损伤的修复

紫外线损 DNA，修复方式有三类：光复活法可修复，还有切除和重组。

表 2-9　紫外线引起的 DNA 损伤的修复

修复方式	说明
光复活修复	①细胞内普遍存在一种特殊的蛋白酶，称为光复活酶。 ②在可见光的照射下，光复活酶被激活，从而能识别嘧啶二聚体，并与之结合，形成酶 - DNA 复合体，然后利用可见光所提供的能量，解开二聚体，此后光复活酶从复合物中释放出来，完成修复过程
切除修复	①切除修复也称为暗复。切除修复发生在复制之前，需要解旋酶、核酸内切酶、DNA 聚合酶和连接酶等的参与 ②核酸内切酶先在 TT 等嘧啶二聚体附近切开该 DNA 单链，然后以另一条正常链为模板，由 DNA 聚合酶按照碱基互补原则，补齐需切除部分（含 TT 等）的碱基序列，最后又由核酸内切酶切去含嘧啶二聚体的片段，并由连接酶将断口与新合成的 DNA 片段连接起来
重组修复	①重组修复发生在复制之后，含有二聚体或其他结构损伤的 DNA 仍可进行复制，当复制到损伤部位时，DNA 子链中与损伤部位相对应的部位出现缺口 ②复制结束后，完整的母链与有缺口的子链重组，使缺口转移到母链上，母链上的缺口由 DNA 聚合酶合成互补片段，再由连接酶连接完整，使复制的 DNA 分子的结构恢复正常

电离辐射引起的 DNA 损伤的修复

电离辐射伤机体，可以损伤 DNA。修复方式分三种，是按快慢来分类。

表 2-10　电离辐射引起的 DNA 损伤的修复

修复方式	说明
超快修复	①修复速度极快，在适宜条件下，2 分钟内即可完成修复 ②可能是在连接酶的作用下，将打断的单链迅速连接起来
快修复	①修复速度稍慢于超快修复，一般在 X 线照射后数分钟内即可超快修复所剩下的断裂单链的 90% ②在这一过程中，可能需要 DNA 聚合酶 I，因为没有这种酶的 E.coli 变异株经 X 线照射后，单链断裂的修复效率较低
慢修复	①由重组修复系统对快修复所不能修复的单链断裂加以修复 ②一般修复时间较长

五、修复缺陷可引起疾病

DNA 修复缺陷可致病

人类某种遗传病,修复缺陷在基因。

表 2-11 DNA 损伤修复缺陷导致的部分疾病

疾病名称	临床特征	修复缺陷的类型
着色性干皮病	皮肤肿瘤、光过敏、白内障、神经异常	切除修复缺陷,解旋酶、核酸内切酶基因突变
Cockayne 综合征	体型矮小、骨骼异常、视萎缩、耳聋、光过敏、智力低下	参与修复的 DNA 转录缺陷
Fancino 贫血	贫血、白血病易感、心脏畸形、染色体不稳定	已发现有 8 个基因的突变与其有关
Bloom 综合征	身材矮小,慢性感染,免疫缺陷,光敏感性	reqQ 解旋酶家族基因突变
Werner 综合征	显示衰老的特征,也为早老症	reqQ 解旋酶家族基因突变
共济失调性毛细血管扩张症	小脑共济失调、眼和面部皮肤的毛细血管扩张、染色体不稳定,易患肿瘤、免疫缺陷	正常产物使 DNA 损伤的细胞周期终止
遗传性非多发息肉性直肠癌	近端肠肿瘤,易患多种癌症	5 种 DNA 损伤修复基因的突变

第三章　基因突变的分子生物学效应

基因突变导致异常蛋白质的生成

基因突变有不利，基因表达不正常。

表达产物蛋白质，结构定位有异常。

表 3-1　基因突变导致异常蛋白质的生成

基本要点	说明
基因突变影响功能蛋白质的正常生物合成	①影响 mRNA 和蛋白质合成的原发缺陷：突变改变了多肽链的氨基酸顺序（即蛋白质的一级结构），使蛋白质失去正常功能 ②影响 mRNA 和蛋白质合成速率的继发缺陷：突变并不直接影响某一多肽链，而是通过干扰多肽链的合成过程（如参与蛋白质翻译各种因子突变）、翻译后修饰（如各种参与蛋白质成熟过程的修饰因子突变）或蛋白质与辅助因子的结合而间接地使某一蛋白质失去正常生物活性而引起疾病
基因突变引起功能蛋白质的正常结构改变	①改变蛋白质结构的原发性突变：一般情况下，维持蛋白质正常生理功能取决于以下两个特征：正常的构象；担负特定功能的氨基酸顺序的存在。基因突变可通过两者之一或两个特征的变化而改变蛋白质的正常结构 ②影响蛋白质结构的继发性因素：对绝大多数蛋白质都需要进行翻译过程或翻译后的加工、修饰，以满足其功能的需要；在许多疾病，加工、修饰过程的缺陷继发性地改变了相应蛋白质的结构而引起疾病
基因突变影响蛋白质的正常亚细胞定位	①影响蛋白质细胞转运的原发缺陷：蛋白质分子在细胞内定位是由组成多肽链的氨基酸组成和序列决定的；如果编码这些氨基酸残基的 DNA 发生突变，就可导致疾病 ②影响蛋白质细胞内转运的继发性缺陷：一种类型的蛋白质定位是由翻译后的修饰所决定的。而在某些病理情况下，由于酶缺陷，影响蛋白质细胞内转运，从而影响多种物质的分解代谢，因此产生多种临床效应
基因突变影响功能性辅基或辅助因子与蛋白质的结合或解离	①影响亚单位组装成多聚体相互集积的原发突变：如果蛋白质分子是由两个以上的亚单位组成的，则其表面的改变往往会影响亚单位之间的亲和力，不能形成正常的蛋白质复合体 ②由于不能形成多聚体蛋白质而引起继发性功能缺陷：一些蛋白质的多肽链分子在与有遗传缺陷的其他多肽链（或亚单位）结合后，不能形成有功能的多聚体而引起疾病
基因突变影响蛋白质分子与其功能性亚基及其他因子之间的结构组成	①影响蛋白质各组成亚单位之间相互组装的原发性突变，如 I 型胶原组装受阻，可造成骨发育不良 ②导致组装后复合蛋白功能结构异常的继发性突变：蛋白质组装异常，会使蛋白质整体结构和功能异常致病

表 3-2　基因突变与疾病的关系

基因突变涉及的对象	原发性损害	疾病举例	继发性损害	疾病举例
核苷酸序列	转录、RNA 剪切	地中海贫血、遗传性胎儿血红蛋白持续症	转录的调节	急性间歇性卟啉病
mRNA	翻译	地中海贫血	翻译的调节	急性间歇性卟啉病
多肽	多肽链聚合	LDL 受体突变 2 型	翻译后修饰	埃勒斯 - 当洛斯综合征
三维空间构象	亚单位聚合、亚细胞定位	胶原形成缺陷	亚单位聚合和亚细胞定位的调节	脑肝肾综合征、包涵体细胞病
生物学功能	蛋白质降解	Tay-Sachs 病	蛋白质降解的调节	未知

基因突变导致蛋白质功能异常

基因突变有不利，基因表达不正常。表达产物蛋白质，功能活动有异常。

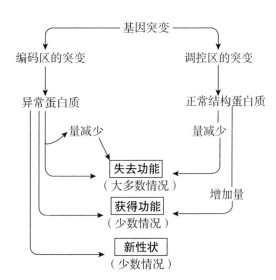

图 3-1　基因突变导致蛋白质的功能异常的表现形式

表 3-3　基因突变导致蛋白质功能异常概述

类型	说明
功能失去突变	不论是编码区域的突变，还是调节区域的突变，多数发生突变的蛋白质都失去了正常功能。由于突变蛋白质往往稳定性差，所以其在细胞内含量也相应下降
功能获得突变	①基因突变改变了蛋白质的功能表现形成，这种现象很少见 ②基因拷贝数量增加而使基因的功能增强 ③突变蛋白质的某些活性比正常蛋白质的更强
获得新特性突变	突变蛋白质具有了新的特性，并因此导致疾病的发生
显性负效应	在某种情况下，突变蛋白质不仅自身没有生理功能，还会影响另一个正常蛋白质发挥其生理功能，这种蛋白质相互作用中的干涉现象称为显性负效应
异时或异位基因表达	有的基因突变影响基因调节的序列，导致该基因在不适当的时间或不适当的细胞中表达

基因突变导致组织细胞蛋白质表达类型改变

基因突变有不利，基因表达不正常。表达产物蛋白质，蛋白类型有异常。

表 3-4　基因突变导致组织细胞蛋白质表达类型改变

突变基础	说明
奢侈蛋白质突变	不仅可引起原发性细胞组织内部结构及生理功能异常，而且能累及其他细胞组织的正常结构或生理功能，还可对其他细胞组织造成伤害
持家蛋白质突变	其临床效应通常局限在一个或几个持家蛋白质起特殊作用的组织中

突变蛋白质的分子细胞病理效应与相应的临床表现之间的关系

突变方式若改变，临床表型可改变。有时效应难推测，遗传方式也改变。

表 3-5　突变蛋白质效应与临床之间的关系

类型	说明
同一基因的不同突变产生不同的临床表型	这种现象称为等位基因异质性，它与临床异质性之间存在因果联系
同一基因的不同突变可改变疾病的遗传方式	如先天性肌强直为常染色体隐性遗传，可因突变不同导致常染色体显性遗传的肌强直
基因突变引发无法预测的临床效应	很多情况下，不能估计或推测某一突变应该或不应该引起这样或那样的生化或临床表型

基因突变引起性状改变的分子生物学机制

基因突变有不利，基因表达不正常。表达产物蛋白质，结构功能有异常。

蛋白若是酶分子，质量数量都下降。代谢活动有异常，遗传疾病见临床。

非酶蛋白有缺陷，分子疾病有多样。

表 3-6　基因突变引起性状改变的分子生物学机制

类型	机制
酶分子的异常	
结构基因突变引起酶蛋白结构异常	① 酶完全失去活性 ② 酶具有一定程度的活性，但稳定性降低，容易被迅速裂解而失去活性 ③ 酶与底物的亲和力降低 ④ 复合酶的酶蛋白分子与辅助因子的亲和力下降
调节基因突变引起酶蛋白合成异常	① 每个酶蛋白分子的结构基因都有启动子和增强子等调控序列 ② 如果调控序列发生突变： a. 基因转录的启动出现障碍，不能合成 mRNA b. 能转录的基因仅处于比较低的转录水平，降低 mRNA 的合成量 ③ 突变所引起的这两方面效应最终将导致相应的酶蛋白分子不能合成，或者合成量达不到某种代谢反应所需要的正常浓度，从而出现酶缺陷
酶分子异常引起代谢缺陷	① 一定条件下，酶能决定体内代谢反应类型和反应途径及去留 ② 酶缺陷：产物堆积直接危害；产物不足可直接引起疾病；由于反馈条件机制紊乱而间接致病；底物缺乏可使代谢受阻；底物堆积可直接引起疾病；次要途径开放，产生有毒物质，间接致病 ③ 酶缺失：导致反馈调节失常
非酶蛋白质分子缺陷导致分子病的发生	有机体是由多种多样的蛋白质构成的，编码这些蛋白质的基因均有可能发生突变，从而使相应蛋白的性质或数量发生异常变化，引起分子病

第四章 单基因疾病的遗传

一、系谱与系谱分析

系谱分析

首先调查先证者，资料制成系谱图，应用系谱分析法，研究遗传好帮手。

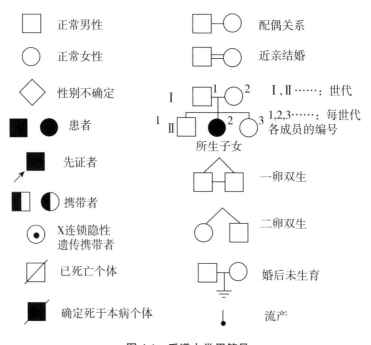

图 4-1 系谱中常用符号

表 4-1　系谱与系谱分析概述

基本要点	说明
系谱分析法	研究人类遗传方式的特殊、常见方法
系谱	从先证者入手，追溯调查其所有家族成员的数目、亲属关系及某种遗传病（或线性）的分布等资料，并按一定格式将这些资料绘制而成的图解。常用系谱绘制符号见图 4-1
先证者	某个家族中第一个被医生或遗传研究者发现的罹患某种遗传病的患者或具有某种线性的成员
系谱成员	系谱中不仅要包括具有某种线性或患有某种疾病的个体，也应包括该家族的正常成员
系谱图	根据调查资料再绘制成系谱图，可以对这个家系进行回顾性分析，以便确定所发现的某一特定性状或疾病在这个家族中是否有遗传因素的作用及其可能的遗传方式，从而为其他具有相同遗传病的家系或患者的诊治提供依据

二、常染色体显性遗传病的遗传

显性、隐性遗传病

显性、隐性遗传病：显性双亲之一病，子女半数代代病；隐性杂合只携带，近亲生育纯合病。

表 4-2　常染色体显性遗传病概述

基本要点	说明
概念	指常染色体上显性致病基因控制的疾病
常见的常染色体显性遗传病	家族性高胆固醇血症，遗传性出血性毛细管扩张，遗传性球形红细胞增多症，迟发性成骨发育不全症，成年多囊肾病，神经纤维瘤，多发性家族性结肠息肉症，肌强直性营养不良等
常染色体完全显性遗传的特征	
系谱特点	①此病与性别无关，男女发病的机会均等 ②双亲之一是患者，但绝大多数为杂合子，患者的同胞中约有 1/2 的可能性也为患者 ③系谱中可见本病的连续传递，即可以连续几代出现此病患者 ④双亲无病时，子女一般不会患病（除非发生新的基因突变）
发病风险估计	①夫妻双方有一人患病（杂合子），则子女患病的可能性为 1/2 ②两个患者（均为杂合子）婚配，则子女患病的可能性为 3/4

续表

基本要点	说明
婚配类型与子代发病风险	①如果基因型为 AA 的患者与基因型 Aa 的患者婚配，其所生子女都是患者 ②如果患者 Aa 与患者 Aa 婚配，其所生子女中，大约 1/4 是患者 AA，有 2/4 是患者 Aa，1/4 是正常人 aa ③如果患者 Aa 与正常人 aa 婚配，其所生子女中，大约 1/2 是患者

常染色体显性遗传的类型

显性双亲之一病，子女半数代代病。

表 4-3　常染色体显性遗传的类型

类型	说明
完全显性	纯合子和杂合子患者在表现上无差别
不完全显性或半显性	杂合子的表型介于显性纯合和隐性纯合之间，常表现为轻病型患者
共显性	一对等位基因之间，没有显性和隐性的区别，在杂合状态下，两种基因分别表达其基因产物，形成相应的表型
不规则显性	带有显性基因的杂合体由于某种原因不表现出相应的性状，可在系谱中出现隔代遗传现象
延迟显性	某些带有显性基因（如显性致病基因）的杂合体，并非在出生后即表现相应性状或症状，而是发育到一定年龄时，该基因的作用才表现出来
从性显性	杂合子的表达受性别的影响，在某一性别表现出相应表型，在另一性别则不表现出相应的性状

表 4-4　常染色体显性遗传的特点

类型	特点
完全显性	AA 表型 = Aa 表型
不完全显性或半显性	AA 症状严重，Aa 症状较轻，aa 表型正常
共显性	一对等位基因之间，没有显性和隐性的区别，在杂合状态下，两种基因的作用同时完全表现
不规则显性	杂合子在不同条件下可以有不同程度的表现，甚至未表现出相应的表型
延迟显性	杂合子在生命的早期，致病基因并不表达，发育到一定年龄时，其作用才表现出来
从性显性	杂合子的表达受性别影响

表 4-5　常染色体显性遗传病举例

疾病中文名称	疾病英文名称	OMIM	致病基因定位
软骨发育不全	achonondroplasia，ACH	100800	4p16.3
结肠息肉症	adenomatous polyposis of the colon，APC	175100	5q21-q22
脊髓小脑性共济失调Ⅰ型	spinocerbellar ataxia 1，SCAI	164400	6p22.3
多指（趾）轴后AⅠ型	polydactyly，postaxial，type A1	174200	7p14.1
急性间歇性卟啉病	porphyria，acute intermittent	176000	11q23.3
视网膜母细胞瘤	retinoblastoma，RB1	180200	13q14.2
马方综合征	marfan syndrome，MFS	154700	15q21.1
多囊肾	polycystic kidney	173900	16p13.3
多囊肾Ⅱ型	polycystic kidney disease 2，PKD 2	173910	4q21-q23
肌强直性营养不良Ⅰ型	dystrophia myotonica 1	160900	19q13.32
多发性神经纤维瘤Ⅱ型	neurofibromatosis,type 2，NF 2	101000	22q12.2

三、常染色体隐性遗传病的遗传

常染色体隐性遗传病概述

隐性杂合只携带，近亲生育纯合病。

表 4-6　常染色体隐性遗传病概述

基本要点	说明
概念	一种遗传病的致病基因位于常染色体上，其遗传方式是隐性的，只有隐性致病基因的纯合子才会发病
常染色体隐性遗传病系谱特点	①男女发病的机会均等，患者同胞约有 1/4 的人患病（多个相同婚配方式的家庭的汇总比） ②患者父母都是肯定携带者 ③看不到连续传递，常为散发 ④近亲婚配子女发病率明显升高
婚配类型及子代发病风险	①两个杂合子婚配，每胎孩子得病的概率是 0.25，在患者的表现型正常同胞中杂合子占 2/3，因此该类婚配家庭的子女中将有 1/4 得病 ②杂合子与正常人婚配，子代表现型全部正常，但其中有 1/2 是携带者 ③杂合子与患者婚配，可能发生于近亲婚配时，子代中将有一半为患者，另一半为携带者 ④患者相互婚配时，子女无疑将全部受累。由于隐性致病基因少见，这种婚配的可能性极小

续表

基本要点	说明
常染色体隐性遗传病分析时应注意的问题	①在临床上所看到的常染色体隐性遗传病家系中，常常出现患者人数占其同胞人数的比例高于理论上的1/4的现象，这是由于存在选择偏倚 ②在计算常染色体隐性遗传病患者同胞的发病比例时，常采用一种校正的方法 ③常采用 Weinberg 先证者法进行校正，校正公式为 $C = \dfrac{\sum a(r-1)}{\sum a(s-1)}$。$C$ 为校正比例；a 为先证人数；r 为同胞中的受累人数；s 为同胞人数

表 4-7　常染色体隐性遗传病举例

疾病中文名称	疾病英文名称	OMIM	致病基因定位
苯丙酮尿症	phenylketonuria	261600	12q23.2
半乳糖血症	galactosemia	230400	9p13.3
糖原贮积病Ⅰ型	glycogen storage disease, type 1	232200	17q21.31
尿黑酸尿症	alkaptonuria	203500	3q13.33
血色素沉积症	hemochromatosis, HFE	235200	6p22.2
镰状细胞贫血	sickle cell anemia	603903	11p15.4
眼皮肤白化病Ⅰ型	oculocutaneous albinism，type 1, OCA 1	203100	11q14-q21
毛细血管扩张性共济失调	ataxia telangiectasia, AT	208900	11q22.3
肝豆状核变性	Wilson disease	277900	13q14.3
布卢姆综合征	Bloom syndrome, BLM	210900	15q26.1
同型胱氨酸尿症	homocystinuria	236200	21q22.3

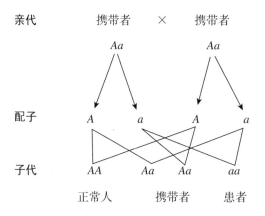

图 4-2　白化病携带者婚配图解

四、X 连锁显性遗传病的遗传

X 连锁显性遗传病

X 连锁若显性，父不传子只传女。母传子女有半数，被传子女都发病。

表 4-8　X 连锁显性遗传病概述

基本要点	说明
概念	如果决定一种遗传病的致病基因位于 X 染色体上，并且此基因对其相应的等位基因来说是显性的，称为 X 连锁显性遗传
系谱特点	① 人群中女性患者数目约为男性患者的 2 倍，前者病情通常较轻 ② 患者双亲中一方患病；如果双亲无病，则来源于新生突变 ③ 男性患者的女儿全部为患者，儿子全部正常 ④ 女性杂合子患者的子女中各有 50% 的可能性发病 ⑤ 系谱中常可看到连续传递现象，这点与常染色体显性遗传一致
婚配类型和子代发病风险	① 女性杂合子患者与正常男性（XY）婚配，子女中各有 50% 的可能性是该病的患者 ② 男性半合子患者（X^RY）与正常女性（XX）婚配，女儿全部为患者，儿子全部正常

表 4-9　X 连锁显性遗传病举例

疾病中文名称	疾病英文名称	OMIM	致病基因定位
鸟氨酸氨甲酰转移酶缺乏症	ornithine transcarbamylase deficiency	311250	Xp11.4
小眼畸形	microphthalmia, syndromic 7, MCOPS 7	309801	Xp22.2
口面指综合征 I 型	orofaciodigital syndrome, type 1, OFD 1	311200	Xp22.2
奥尔波特综合征	Alport syndrome, X-linked, ATS	301050	Xq22.3
色素失调症	incontinentia pigmenti, IP	308300	Xq28

五、X 连锁隐性遗传病的遗传

X 连锁隐性遗传病

X 连锁若隐性，发病大多为男性。基因来其母亲，女性被传却无病。

表 4-10　X 连锁隐性遗传病概述

基本要点	说明
概念	如果决定一种遗传病的致病基因位于 X 染色体上，并且为隐性基因，称为 X 连锁隐性遗传
系谱特点	① 人群中男性患者远较女性患者多，系谱中往往只看到男性患者 ② 双亲无病时，儿子有 1/2 的可能发病，女儿则不会发病；儿子如果发病，表明致病基因传自母亲，女儿也可能为携带者 ③ 男性患者的兄弟、舅父、姨表兄弟、外甥、外孙等也有可能是患者 ④ 如果存在女性患者，其父亲一定是患者，母亲一定是携带者
婚配类型和子代发病风险	① 表现型正常的女性携带者（X^aX）与正常男性婚配，子代中儿子将有 50% 受累，女儿不发病，但 50% 为携带者 ② 男性半合子患者（X^aY）与正常女性婚配，所有子女的表现型都正常，但父亲的 X^d 一定传给女儿，因此所有女儿均为携带者

表 4-11　X 连锁隐性遗传病举例

疾病中文名称	疾病英文名称	OMIM	致病基因定位
Wiskott-Aldrich 综合征	Wiskott-Aldrich syndrome, WAS	301000	Xp11.23-p11.22
慢性肉芽肿	granulomatous disease, chronic, X-linked, CGD	306400	Xp11.4
眼白化病 I 型	albinism, ocular, type 1, OA 1	300500	Xp22.2
眼白化病 II 型	albinism, ocular, type 2, OA 2	300600	Xp11.4-p11.23
全垂体功能减退症	panhypopituitarism, PHP	312000	Xq27.1
鱼鳞病	ichthyosis, X-linked	308100	Xp22.31
Fabry 病	Fabry disease	301500	Xq22.1
Lesch-Nyhan 综合征	Lesch-Nyhan syndrome, LNS	300322	Xq26.2-q26.3
高 IgM 免疫缺陷症	immunodeficiency with hyper-IgM, type 1, HIGM 1	308230	Xq26.3
血友病 B	hemophilia B, HEM B	306900	Xq27.2
黏多糖贮积症 II 型	mucopolysaccharidosis, type 2	309900	Xq28

六、Y 连锁遗传病的遗传

Y 连锁遗传病

Y 连锁，较简单，不传女儿专传男，被传男子都发病，Y 染色体只见男。

表 4-12　Y 连锁遗传病概述

基本要点	说明
定义	如果决定某种性状或疾病的基因位于 Y 染色体，称为 Y 连锁遗传
遗传特点	Y 染色体上的基因将随 Y 染色体进行传递，为全男性遗传
常见疾病	Y 连锁遗传的性状或遗传病比较少，可以肯定的有 H-Y 抗原基因、外耳道多毛症基因和睾丸决定因子基因等

七、单基因遗传病的遗传

单基因遗传病的遗传方式

单基因性遗传病，遗传方式有五种。

表 4-13　单基因遗传病的遗传方式

遗传方式	系谱特征	常见病举例
AD	①此病与性别无关，男女发病的机会均等 ②双亲之一是患者，但绝大多数为杂合子，患者的同胞中约有 1/2 的可能性也为患者 ③系谱中可见本病的连续传递，即可以连续几代出现此病患者 ④双亲无病时，子女一般不会患病	并指 I 型、软骨发育不全、ABO 血型系统、马方综合征、Huntington 舞蹈症、秃顶
AR	①男女发病的机会均等，患者同胞约有 1/4 的人患病（多个相同婚配方式的家庭的汇总比） ②患者父母都是肯定携带者 ③看不到连续传递，常为发散 ④近亲婚配子女发病率明显升高	苯丙酮尿病 I 型、白化病 I 型、严重幼年型近视、半乳糖血症
XD	①人群中女性患者数目约为男性患者的 2 倍，前者病情通常较轻 ②患者双亲中一方患病 如果双亲无病，则来源于新生突变 ③男性患者的女儿全部为患者，儿子全部正常；女性杂合子患者的子女中各有 50% 的可能性发病 ④系谱中常可看到连续传递现象	抗维生素 D 性佝偻病、遗传性肾炎
XR	①人群中男性患者远较女性患者多 ②如果母亲是携带者，儿子有 1/2 的风险患病，女儿则无患病风险 ③由于交叉遗传，男性患者的兄弟、舅父、姨表兄弟、外甥、外孙等也有可能是患者	红绿色盲、G6PD 缺乏症、血友病 A、血友病 B、肌营养不良症（Duchenne 型）
YL	患者全为男性。致病基因由男性向男性传递	无精症（AZF 基因突变）、外耳道多毛症

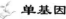 **单基因遗传病的表现方式**

单基因病之分析,影响因素有多种。

表4-14 单基因遗传病的表现方式

表现方式	说明
不完全显性遗传	杂合子Dd的表型介于显性纯合子DD和隐性纯合子dd表型之间的一种遗传方式,即在杂合子Dd中显性基因D和隐性基因d的作用均得到一定程度的表现
共显性遗传	一对等位基因之间没有显性和隐性的区别,在杂合子个体中两种基因的作用都完全表现出来
延迟显性	带有显性致病基因的杂合子(Aa)在生命的早期,因致病基因并不表达或表达尚不足以引起明显的临床表现,只在达到一定的年龄后才表现出疾病,称为延迟显性
不规则显性遗传	杂合子(Aa)的显性基因由于某种原因而不表现出相应的性状,因此在系谱中可以出现隔代遗传(skipped generation)的现象。这些不表现出显性性状的个体,他们本身虽然不表现出显性性状,但却可以将显性等位基因传递下去,使后代具有该显性性状
表现度	在不同遗传背景和环境因素的影响下,相同基因型的个体在性状或疾病的表现程度上产生的差异
基因的多效性	一个基因可以决定或影响多个性状
遗传异质性	一种遗传性状可以由多个不同的遗传改变所引起
同一基因可产生显性或隐性突变	同一基因的不同突变引起显性或隐性遗传病
遗传早现	指一些遗传病在连续几代的遗传过程中,发病年龄逐代提前和(或)病情严重程度逐代增加的现象
遗传印记	个体来自双亲的某些同源染色体或等位基因存在功能上的差异,因此当它们发生相同的改变时,所形成的表型却不同,这种现象称为遗传印记或称基因组印记
从性遗传	指位于常染色体上的基因,由于性别的差异而显示出男女性分布比例上的差异或基因表达程度上的差异
限性遗传	指位于常染色体上的基因,由于基因表达的性别限制,只在一种性别表现,而在另一种性别则完全不能表现。这主要是由于男女性在解剖学结构上的性别差异造成的,也可能受性激素分泌方面的差异限制
X染色体失活	Lyon假说认为,女性的两条X染色体在胚胎发育早期就有一条随机失活,即为X染色体失活,因此,女性体细胞的两条X染色体只有一条在遗传上是有活性的。如一女性为X连锁杂合子:①预期半数体细胞中是带有突变基因的X染色体失活,细胞是正常的;②另外半数体细胞是带有正常基因的X染色体失活,细胞将为突变型;③如机遇使她大部分细胞中带有正常基因的X染色体失活,而带有隐性致病基因的那条X染色体恰好有活性,从而使女性杂合子表现出或轻或重的临床症状

续表

表现方式	说明
生殖腺嵌合	一个个体生殖腺细胞不是纯合的而是嵌合体
拟表型	由于环境因素的作用，个体产生的表型恰好与某一特定基因所产生的表型相同或相似，这种由环境因素引起的表型称为拟表型，或表型模拟
外显率	指某一显性基因或纯合隐性基因在一个群体中得以表现的百分比。外显率阐明了基因表达与否是个"质"的问题

表 4-15 同一基因产生显性或隐性突变举例

基因名称（染色体定位）	常染色体显性疾病举例	常染色体隐性疾病举例
甲状腺激素 β 受体（THRB；3p24.3）	全身性甲状腺素抗性（THRB，Ala234Thr）（OMIM 190160.0017）	全身性甲状腺素抗性（THRB，Val458Ala）（OMIM 190160.0035）
胶原蛋白Ⅶ型（COL7A1；3p21.3）	营养不良型大疱性表皮松懈（COL7A1，Gly2040Ser）（OMIM 120120.0002）	营养不良型大疱性表皮松懈（COL7A1，Tyr311TER）（OMIM 120120.0005）
视紫红质（RHO；3q21-q24）	视网膜色素变性 -4（RHO，Pro23His）（OMIM 180380.0001）	视网膜色素变性 -4（RHO，Glu249TER）（OMIM 180380.0023）
骨骼肌氯离子通道 -1（CLCN1；7q35）	先天性肌强直病（CLCN1，Gly230Glu）（OMIM 118425.0002）	先天性肌强直病（CLCN1，Phe413Cys）（OMIM 118425.0001）
血小板糖蛋白Ⅰbα亚基（GP1BA；17pter-p12）	Bernard-Soulier 综合征 A 型（GP1BA，Leu57Phe）（OMIM 606672.0004）	Bernard-Soulier 综合征 A 型（GP1BA，Trp343TER）（OMIM 606672.0001）
胰岛素受体（INSR；19p13.2）	胰岛素抗性糖尿病伴黑棘皮病（INSR，Ala1134Thr）（OMIM 147670.0008）	胰岛素抗性糖尿病伴黑棘皮病（INSR，Arg735Ser）（OMIM 147670.0004）
烟碱型乙酰胆碱受体 ε 亚基（CHRNE；17p13-p12）	先天性慢通道肌无力综合征（CHRNE，Leu221Phe）（OMIM 100725.0010）	先天性慢通道肌无力综合征（CHRNE，Leu78Pro）（OMIM 100725.0009）
生长激素 -1（GH-1；17q22-q24）	生长激素缺乏症Ⅱ型（GH-1，EX3Del）（OMIM 139250.0017）	生长激素缺乏症ⅠA 型（GH-1，Trp20TER）（OMIM 139250.0002）
von Willebrand 因子（VWF；12p13.3）	血管性血友病ⅡD 型（VWF，Cys2010Arg）（OMIM 193400.0024）	常染色体隐性遗传血友病 A（VWF，Thr28Met）（OMIM 193400.0011）

第五章　多基因疾病的遗传

一、数量性状的多基因遗传

📖 数量性状与质量性状

遗传性状分两样，包括质量和数量。个体差异质与量，遗传方式不一般。

表 5-1　质量性状与数量性状的特点

基本要点	质量性状	数量性状
性状变异的分布	不连续	连续
分布曲线	2～3个峰	1个峰（平均值）
不同个体之间的差别	质的差别	量的差别
遗传基础	一对等位基因	多对共显性的微效基因
遗传方式	孟德尔式遗传	多基因遗传
常见性状	有无耳垂、单或双眼皮等	身高、体重、血压等

📖 数量性状的多基因遗传

基因作用各不同，参与调控基因多。
遗传影响因素多，回归现象可见着。

表 5-2　数量性状的多基因遗传

基本要点	说明
参与调控基因数量多	数量性状是由许多数目不详、作用微小的等显性状的微效基因控制的
每个基因的作用各不相同	每一个基因的作用也不是等大的，还有所谓的主基因（在数量性状的形成过程中起主要作用），加上环境因素的影响，因此数量性状在群体中的分布就更为复杂，通常形成一种连续的正态分布曲线
影响因素多	除受遗传因素影响外，还受到各种环境因素的影响，环境因素对某种性状的产生起着增强或抑制作用
回归现象	数量性状在遗传过程中子代将向人群的平均值靠拢，称为回归现象

二、疾病的多基因遗传

易患性与发病阈值的关系

易患性与易感性，发病阈值意义明。易患性低阈值高，易感性高阈值低。

表 5-3　易患性与发病阈值的关系

基本要点	说明
易患性	在多基因遗传病中，遗传因素和环境因素共同作用决定一个个体患某种遗传病的可能性称为易患性。群体中的易患性变异也呈正态分布
易感性	特指由遗传因素决定的患病风险，仅代表个体所含有的遗传因素；但在一定的环境条件下，易感性高低可代表易患性高低
发病阈值	①当一个个体易患性高到一定限度就可能发病。这种由易患性所导致的多基因遗传病的发病最低限度称为发病阈值 ②阈值将连续分布的易患性变异分为两部分，即一部分是正常群体，另一部分是患病群体 ③阈值标志着在一定条件下，患病所必需的、最低的易患基因的数量，所以多基因遗传病又属于阈值性状
易患性估计方法	①利用正态分布平均值（或均值 μ）与标准差（σ）之间已知关系，可由患病率估计群体的发病阈值与易患性平均值之间的距离，该距离是以正态分布的标准差作为衡量单位 ②根据正态分布曲线下的总面积为100%，可推算得到均数加减任何数量标准差的范围内，曲线与横轴之间所包括的面积占曲线下总面积的比例 ③多基因遗传病易患性正态分布曲线下的面积代表总人群，其易患性超过阈值的那部分面积为患者所占的百分数，即患病率 ④人群中某一种多基因遗传病的患病率即为超过阈值的那部分面积。从其患病率就可以得出阈值距离均数有几个标准差，这只要查阅正态分布表即可
易患性的意义	一种多基因病的易患性的平均值与阈值越近，表明易患性高阈值低，群体患病率高；相反，易患性的平均值与阈值越远，表明易患性低阈值高，群体患病率低

遗传率及其估算

遗传病的遗传率，判断病因有意义。遗传因素作用小，遗传率的值较低。

遗传率的值较大，环境因素作用低。

表 5-4   遗传率及其估算

基本要点	说明
遗传率的概念	遗传率是在多基因疾病形成过程中，遗传因素的贡献大小
遗传率高低的含义	①如果一种疾病完全由遗传因素所决定，遗传率就是100% ②在遗传率高的疾病中，遗传率可高达70% ~ 80%，这表明遗传因素在决定疾病易患性变异上有重要作用，环境因素的作用较小 ③在遗传率低的疾病中，遗传率仅为30% ~ 40%，这表明在决定疾病易患性变异上，环境因素起重要作用，而遗传因素的作用不显著，不会出现明显的家族聚集现象
遗传率的计算 Falconer 公式	① Falconer 公式是根据先证者亲属的患病率与遗传率有关而建立的 ②亲属患病率越高，遗传率越大，所以可通过调查先证者亲属患病率和一般人群的患病率，计算出遗传率（h^2 或 H）。 $h^2 = b/r$ a. 已知一般人群的患病率时，用下式计算回归系数 b 及其方差 $$b = \frac{X_g - X_r}{a_g}$$ b. 缺乏一般人群的患病率时，可设立对照组，调查对照组亲属的患病率，用下式计算回归系数 $$b = \frac{p_c(X_c - X_r)}{a_r}$$
Holzinger 公式	① Holzinger 公式是根据遗传率越高的疾病、一卵双生的患病一致率与二卵双生的患病一致率相差越大而建立的。患病一致率是指双生子中的一个患某种疾病、另一个也患同样疾病的频率： $$h^2 = \frac{C_{MZ} - C_{DZ}}{100 - C_{DZ}}$$ （C_{MZ} 为一卵双生子的同病率；C_{DZ} 为二卵双生子的同病率） ②一卵双生是由一个受精卵形成的两个双生子，他们的遗传基础理论上是完全相同的，其个体差异主要由环境决定 ③二卵双生是由两个受精卵形成的两个双生子，相当于同胞，因此他们的个体差异由遗传基础和环境因素共同决定
遗传率计算式的注意事项	①遗传率是由特定环境中特定人群的患病率估算得到的，因此，不宜外推到其他人群和其他环境 ②遗传率是群体统计量，对于个体毫无意义 ③遗传率的估算仅适合于没有遗传异质性，也没有主基因效应的疾病

表 5-5　常见多基因遗传病的群体患病率、先证者一级亲属患病率、性别比和遗传率

疾病名称	一般群体患病率（%）	患者一级亲属患病率（%）	男/女	遗传率（%）
原发性高血压	4～8	20～30	1	62
哮喘	4	20	0.8	80
消化性溃疡	4	8	1	37
冠心病	2.5	7	1.5	65
精神分裂症	1.0	10	1	80
糖尿病（早发型）	0.2	2～5	1	75
脊柱裂	0.3	4	0.8	60
无脑儿	0.2	2	0.4	60
唇裂 ± 腭裂	0.17	4	1.6	76
腭裂	0.04	2	0.7	76
先天性畸形足	0.1	3	2.0	68
先天性髋关节脱位	0.07	4	0.2	70
先天性幽门狭窄	0.3	男先证者 2 女先证者 10	5.0	75
先天性巨结肠	0.02	男先证者 2 女先证者 8	4.0	80
强直性脊椎炎	0.2	男先证者 7 女先证者 2	0.2	70

多基因遗传病再发风险估计的影响因素

多基因性遗传病，再发风险估计足。考虑影响四因素，亲属级别与人数。

患者畸形严重度，性别差异可能有。

表 5-6　多基因遗传病再发风险估计

基本要点	说明
患病率与亲属级别有关	①多基因遗传病发病有明显的家族聚集倾向，患者亲属患病率高于群体患病率，而且随着与患者亲缘关系级别变远（或亲缘系数增大），患病率剧减，向群体患病率靠拢 ②在相当多的多基因遗传病中，群体患病率（q）常在 0.1%～1%，遗传度为 70%～80%，则患者一级亲属的再患风险可利用 Edwards 公式，其内容为患者一级亲属再发风险 q_r 是群体患病率 q_g 的平方根，即 $q_r = \sqrt{q_g}$

续表

基本要点	说明
	③当遗传率低于70%时，患者一级亲属再发风险低于群体患病率的平方根；当遗传率高于70%时，一级亲属再患风险高于群体患病率的平方根 ④当群体患病率（q）不在0.1%～1%，遗传率高于或低于70%时，可根据群体患病率、遗传率和患者一级亲属的相互关系图，利用群体患病率和遗传率对患者一级亲属患病率做出适当估计
患者亲属再发风险与亲属中受累人数有关	①在多基因遗传病中，家庭中患病人数愈多，则亲属再发风险愈高 ②家庭中患病人数愈多，说明这一对夫妇带有更多的致病基因，他们虽然未发病，但他们的易患性更接近发病阈值，因而造成其一级亲属再发风险增高
患者亲属再发风险与患者畸形或疾病严重程度有关	①在多基因遗传病中如果患者病情严重，证明其易患性远远超过发病阈值而带有更多的易感性基因 ②与病情较轻的患者相比，其父母所带有的易感基因也多，易患性更接近阈值。因此，再次生育时其后代发病风险也相应增高
多基因遗传病的群体患病率存在性别差异时，亲属再发风险与性别有关	群体中患病率较低但阈值较高的性别的先证者，其亲属再发风险相对增高；相反，群体中患病率相对高但阈值较低的性别的先证者，其亲属再发风险相对较低。这种情况称为卡特效应

多基因假说——说明数量性状的遗传

多基因性遗传病，显性基因数量多。基因效应可累加，影响表型因素多。

表5-7　多基因假说

基本要点	说明
参与的基因多	数量性状的遗传基础也是基因，但不是一对基因，而是两对以上的基因
基因共显性	这些基因彼此之间没有显隐性之分，是共显性的显性
基因效应可累加	单个基因对表型的作用是微小的，但是多个微效基因的作用累加，可形成明显的表型效应
影响表型因素多	表型效应除受多对微效基因的作用影响外，环境因素也起作用

第六章　群　体　遗　传

一、群体遗传学基本概念

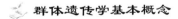

群体遗传学基本概念

学习群体遗传学，常用名词要记着。

表 6-1　群体遗传学基本概念

常用名词	基本概念
群体遗传学	研究群体中基因的分布及逐代传递中影响基因频率和基因型频率是如何维持和变化的
群体	指生活在某一地区的、能够相互交配并能孕育具有生殖能力的后代的个体群，这样的群体也称为孟德尔式群体
基因频率	某个等位基因在群体中所占的比例
基因型频率	某种基因型个体在群体中所占的比例
随机婚配	不考虑配偶的基因型来选择配偶，群体中所有个体婚配机会完全相等
突变率	在某个世代，基因的一种等位形式突变成另外等位形式的概率
自然选择	在一定条件下，群体内某些基因型个体比另一些基因型个体具有更高的成活生育率，从而导致一些基因型频率逐代增高，另一些则逐代降低。这种在自然界的一个群体内造成不同基因型个体成活率和生育率差异的过程称为自然选择
适合度	是一定环境条件下，某一基因型个体能够生存并能将基因传给后代的相对能力
选择系数	指在选择作用下适合度降低的程度，用 s 表示。$s=1-f$
迁移	指一个群体中的个体迁入另一个群体并与后一个群体中的个体婚配。如果迁入个体原来所属的群体和接受群体的基因频率不同，迁移将影响基因频率
遗传漂变	由于某种机会，某一等位基因频率在群体中出现世代传递的波动现象称为遗传漂变，也称为随机遗传漂变
建立者效应	如果一个数目有限的新群体原来是由少数迁移个体——奠基者繁殖起来的，在这个群体中由于遗传漂变使某个等位基因频率达到很高，这种现象称为建立者效应
近婚系数	近亲婚配的配偶从共同祖先继承到同一基因，婚后又可能将同一基因传递给他们的子女使之成为纯合子的概率

二、群体的遗传平衡

Hardy-Weinberg 平衡定律

群体基因型频率，保持相对稳定性。研究防治遗传病，理论基础可奠定。

表 6-2 遗传平衡定律

基本要点	说明
基本内容	①在一个大群体中，如果是随机婚配，没有突变，没有自然选择，没有大规模迁移及基因流，群体中的基因频率和基因型频率在一代代传递中保持不变 ②在任何一个大群体内，不论其原始基因频率和基因型频率如何，只要一代的随机交配，这个群体就达到平衡 ③当一个群体达到平衡状态时，其基因频率同基因型频率的关系是：A 等位基因频率为 p，a 等位基因频率为 q，$p+q=1$；AA 基因型频率为 p^2，Aa 基因型频率为 $2pq$，aa 基因型频率为 q^2，$p^2+2pq+q^2=1$；可以利用以上基因频率与基因型频率对应关系对群体是否处于遗传平衡状态进行检验
复等位基因的遗传平衡公式	$(p+q+r)^2=p^2+q^2+r^2+2pq+2pr+2qr=1$
遗传平衡定律的意义	①揭示了基因频率和基因型频率在一定条件下的相对稳定性，因而群体的遗传特性才能保持相对的稳定。基因和基因型的差异导致生物体的遗传变异，而基因频率和基因型频率的差异则必然造成群体的遗传结构变异 ②揭示了在一个随机交配的大群体中，基因频率和基因型频率的一般关系，特别是隐性纯合体的频率和隐性基因的关系。这为认识群体的性质，分析研究基因的动态行为，进行各种隐性遗传疾病的研究、咨询与防治提供了重要的理论依据

Hardy-Weinberg 平衡定律推理过程

群体遗传平衡律，推导过程应熟知。

表 6-3 Hardy-Weinberg 平衡定律推理过程

表 6-3-1

假设在一个理想的群体中，某一基因座上有两个等位基因 A 和 a，其基因频率分别为 p 和 q；由于该基因座只有两个等位基因，因此，$p+q=1$，这一群体中的每种基因型频率可以通过不同等位基因的组合得出：AA（p^2）、Aa（pq）、Aa（pq）、aa（q^2）

表 6-3-2

如果这些个体相互随机婚配，可以得到第二代基因型频率及其基因型分布特点

第二代基因型频率

	AA (p^2)	Aa $(2pq)$	aa (q^2)
AA (p^2)	AA×AA (p^4)	AA×Aa $(2p^3q)$	AA×aa (p^2q^2)
Aa $(2pq)$	Aa×AA $(2p^3q)$	Aa×Aa $(4p^2q^2)$	Aa×aa $(2pq^3)$
aa (q^2)	aa×AA (p^2q^2)	aa×Aa $(2pq^3)$	aa×aa (q^4)

各种婚配的后代基因型分布

婚配类型	频率	后代		
		AA	Aa	aa
AA×AA	p^4	p^4		
AA×Aa	$4p^3q$	$2p^3q$	$2p^3q$	
AA×aa	$2p^2q^2$		$2p^2q^2$	
Aa×Aa	$4p^2q^2$	p^2q^2	$2p^2q^2$	p^2q^2
Aa×aa	$4pq^3$		$2pq^3$	$2pq^3$
aa×aa	q^4			q^4

表中结果显示　$AA=p^4+2p^3q+p^2q^2=p^2(p^2+2pq+q^2)=p^2(p+q)^2=p^2$
$Aa=2p^3q+4p^2q^2+2pq^3=2pq(p^2+2pq+q^2)=2pq(p+q)^2=2pq$
$aa=p^2q^2+2pq^3+p^4=q^2(p^2+2pq+q^2)=q^2(p+q)^2=q^2$

可以看出在这一群体中第一代和第二代的基因型频率是一致的。实际上无论经过多少代，基因型频率都将保持不变，每种基因型的个体数量随着群体大小而增减，但是相对频率不变

📖 Hardy-Weinberg 平衡定律的应用

应用遗传平衡律，可以计算和评定：群体基因型频率，是否符合此定律。

等位基因杂合子，出现频率可估计。

表 6-4 Hardy-Weinberg 平衡定律的应用

应用	说明
Hardy-Weinberg 平衡的判定	①当鉴定了某一群体特定性状的基因型频率，就可以得知这个群体的该性状是否处于 Hardy-Weinberg 平衡 ②根据 A、a 的基因频率计算三种基因型频率的预期值和观察值比较 ③ $P > 0.05$ 表示预期值和观察值之间没有显著差异，可以认为等位基因频率和基因型频率分布符合 Hardy-Weinberg 平衡 ④如果 $P < 0.05$，表示预期值和观察值之间有显著差异，则认为等位基因频率和基因型频率分布不符合 Hardy-Weinberg 平衡。那么，这个群体的该性状就是不处于 Hardy-Weinberg 平衡的
等位基因频率和杂合子频率的计算	① AR 遗传病基因频率的计算：在 AR 遗传病中，发病率即为基因型 aa 的频率。按遗传平衡定律：aa 的频率为 q^2。则致病基因的频率：$q = \sqrt{q^2} = \sqrt{发病率}$，对于罕见的隐性遗传病（$q^2 \leq 0.0001$），$p$ 近似于 1，因此，杂合子频率（$2pq$）约为 $2q$，也就是说，杂合子频率是突变基因频率 q 的 2 倍 ② AD 遗传病基因频率的计算：罕见的 AD 遗传致病基因频率 p 很小，纯合子患者的频率（p^2）很低，故几乎所有患者均为杂合子（$2pq$），则 $2pq=$ 发病率，其中 q 约等于 1，所以致病基因频率 $p = 1/2 \times$ 发病率 ③ X 连锁遗传病基因频率的估计：因为男性为半合子，所以男性发病率等于突变基因频率 q。对于 XD 遗传病，男性患者（p）是女性患者（$2pq$）的 1/2

三、遗传平衡的影响因素

遗传平衡的影响因素

遗传平衡可变动，影响因素有五类。一是婚配非随机，近亲婚配选型配。
选择突变基因流，第五遗传有漂变。

表 6-5 遗传平衡的影响因素

影响因素	说明
非随机婚配	非随机婚配可以增加纯合子的频率，见表 6-6 和表 6-7
选择	反映了环境因素对特定表型或基因型的作用，见表 6-8
突变	将使群体中的突变基因比例稳定增加
基因流	随着群体迁移，两个群体混合并相互婚配，新的等位基因进入另一群体，将导致基因频率改变，这种等位基因跨越种族或地界的渐近混合称为基因流
遗传漂变	①随机遗传漂变：在大群体中，正常适合度条件下，繁衍后代数量趋于平衡，因此基因频率保持稳定；但是在小群体中可能出现后代的某基因比例较高，在一代代传递中基因频率明显改变，破坏了 Hardy-Weinberg 平衡，这种现象称为随机遗传漂变 ②建立者效应：在某一群体中，某等位基因不可传递而消失，仅有另一等位基因，这种机制称为建立者效应，这种效应可能导致某些罕见疾病在这个隔离群体中高发

表 6-6　非随机婚配增加纯合子的方式

婚配类型	说明
选型婚配	选择具有某些特征（如身高、智力、种族）的配偶；如果这种选择发生在常染色体隐性遗传性聋哑病患者中，就将增加纯合患者的相对频率
近亲婚配	①定义：有共同祖先血缘关系的亲属之间的婚配，近亲婚配不仅提高了后代有害隐性基因纯合子的发生风险，而且增加了后代对多基因或多因素疾病的易感性，这是因为多基因病的患病风险与亲属级别成正比 ②近亲婚配的危害： a. 近亲婚配的主要危害表现在提高了隐性纯合子患者的概率 b. 在随机婚配中，所生子女的纯合子（aa）频率为 q^2。两者之比为 $pq/16+q^2 : q^2$。因此，表亲婚配的有害效应使子女中隐性纯合子频率增高了 $pq/16$。这种有害效应的大小与隐性基因频率（q）有关 c. 性遗传病愈是罕见，患儿来自表亲婚配的概率愈大 d. 近亲婚配对后代的影响，不仅表现在隐性遗传病发病率的增高，而且先天畸形、早产和流产以及幼儿夭亡的风险也大为增高

表 6-7　不同亲属级别的亲缘系数

亲属关系	级别	亲缘系数
双亲-子女	一级亲属	1/2
同胞（兄弟姐妹）	一级亲属	1/2
叔（姑、舅、姨）-侄（甥）	二级亲属	1/4
祖-孙	二级亲属	1/4
表/堂兄妹	三级亲属	1/8

亲缘系数是指近亲婚配使子女中得到这样一对相同基因的概率

表 6-8　选择——环境因素对基因型的作用

基本要点	说明
选择的概念	反映了环境因素对特定表型或基因型的作用，它可以是正性选择，也可以是负性选择。实际上对特定缺陷的表型往往由于生育力下降，呈现负性选择
生物适合度（f）	用来衡量生育力大小，反映下一代基因库的分布情况。当 $f=0$ 时，表示遗传性致死，即无生育力，当 $f=1$ 时，为生育力正常；因此，只有选择作用发生在育龄期之前，才会影响群体的基因频率或基因型频率
选择系数（s）	在选择作用下适合度降低的程度用 s 表示。s 反映了某一基因型在群体中不利于存在的程度，因此 $s=1-f$
对致病基因的作用 有害显性突变	迅速改变显性突变基因的频率，因为无论突变基因是纯合子还是杂合子，都面临直接选择

续表

基本要点	说明
常染色体隐性突变	选择很慢,因为有害基因杂合子携带者不被选择,其频率又高于受累纯合子的频率
X 连锁隐性突变	有害基因有 1/3 分布在男性半合子中,将面临直接选择,如果提高受累男性的适合度,将会明显增加有害基因的频率
选择可以通过增加适合度而呈正性作用	对于某些常染色体隐性遗传病,杂合子比正常纯合子具有更高的适合度,称为"杂合子优势"

四、遗传负荷

遗传负荷类型

遗传负荷分两种,突变负荷与分离。

表 6-9　遗传负荷概述

基本要点	说明
概念	遗传负荷是由群体中导致适合度下降的所有有害基因构成,遗传负荷主要有突变负荷和分离负荷,受近亲婚配和环境因素的影响
分类 突变负荷	① 突变负荷是由于基因的有害或致死突变而降低了适合度,给群体带来的负荷。突变负荷的大小取决于突变率(μ)和突变基因的选择系数(s) ② 如果在一个随机婚配的大群体中,显性基因发生致死性突变时受到选择作用,带有致死突变基因的患者死亡使该基因消失,不会增加群体的遗传负荷 ③ 如果显性基因是半致死突变,突变基因使携带者适合度下降 50%,只有 50% 机会将半致死基因传递下去,造成下一代死亡的机会是(50%×50%)=25%,有 75% 的机会再将半致死基因传到下一代 ④ 如果在一个随机婚配的大群体中,隐性有害基因在纯合子状况下受到选择作用,有害基因纯合子频率为 q^2,选择系数为 s,降低的适合度为 sq^2;突变率 μ 造成适合度降低,因此 $\mu = sq^2$,$q^2 = \mu/s$,对于某基因的突变负荷 $= sq^2 = s \cdot \mu/s = \mu$ ⑤ 如果是 X 连锁隐性基因突变,在男性与常染色体显性基因突变相似,在女性则与常染色体隐性基因突变相同,在一定程度上增加群体的遗传负荷 ⑥ 如果 X 连锁显性基因突变,无论男性和女性,与常染色体显性基因突变相似,即显性突变的致死性下降,选择系数减小,导致群体的遗传负荷一定程度的增加
分离负荷	① 由于杂合子(Aa)和杂合子(Aa)之间的婚配,后代中有 1/4 为纯合子(aa),其适合度降低,因而导致群体适合度的降低,造成遗传负荷增加 ② 纯合子(aa)的选择系数愈大,适合度降低愈明显,群体遗传负荷的增加愈显著

遗传负荷的影响因素

影响负荷有两因，近亲婚配与环境。

表 6-10 遗传负荷的影响因素

影响因素	基本要点
近亲婚配	①由于近亲婚配可以增加罕见的隐性有害基因的纯合子频率，因而增加了群体的分离负荷 ②群体的遗传负荷应该是随机婚配群体的遗传负荷与近亲婚配的遗传负荷之和 ③由于近亲婚配会造成有害的遗传效应，所以近亲婚配所造成的遗传负荷比随机婚配群体的遗传负荷要大
环境因素	①电离辐射：电离辐射可以直接破坏 DNA 的分子结构，甚至引起染色体结构改变，这些突变如果是非致死性的，将增加群体的突变负荷 ②化学诱变剂：化学品中有许多是诱变剂，致癌剂和致畸剂，在工农生产、日常饮食、药品中均有可能接触这些化学品，都有致癌、致畸作用

五、群体中的遗传多态现象

群体中的遗传多态现象

群体遗传呈多态，多态现象有五类：染色体与 DNA，抗原、蛋白还有酶。

表 6-11 群体中的遗传多态现象

基本要点	说明
概念	①遗传多态性是指在一个群体中存在由遗传决定的两种或两种以上的基因型或变异型，其中频率最低的形式也远远高于依赖突变所能维持的频率 ②对于同一基因座上的两个或两个以上的等位基因，等位基因频率至少为 0.01，携带该等位基因的杂合子频率大于 2%，则认为该基因座具有多态性
DNA 多态性	①人类基因组有广泛的多态性，SNP 是最常见的，占基因组 DNA 变异的 90% 以上，SNP 即 DNA 序列中单个核苷酸发生的变异 ②DNA 多态作为遗传标记广泛用于连锁分析和基因定位
染色体多态性	①染色体的多态性是指正常人群中经常可见到各种染色体形态的微小变异，故又称异形性。这种变异主要表现为同源染色体大小、形态或显带等方面的改变 ②染色体多态性遵循孟德尔遗传，可用于基因定位
蛋白质多态性	人类结构蛋白质的多态性是一种普遍现象。当一种氨基酸被另一种替代，就可能导致蛋白质性质的改变
酶多态性	①酶的遗传多态性表现为许多酶都存在同工酶的现象 ②同工酶是指催化相同的化学反应而酶蛋白的分子结构、理化性质乃至免疫学性质不同的一组酶

续表

基本要点	说明
	③根据酶多态性产生的原因可以分为三类同工酶：座位同工酶，即由不同基因座决定的同工酶；复等位基因同工酶，即同一座位上的不同等位基因所编码的酶蛋白；翻译后同工酶，即翻译产物经不同修饰反应产生不同分子形式的同工酶
抗原多态性	在人类遗传学应用较多的抗原有红细胞抗原系统和白细胞抗原系统。个体间抗原性差异是由基因多态产生的

第七章 线粒体疾病的遗传

一、人类线粒体基因组

线粒体 DNA 的概念及特点

线粒体含 DNA，核外遗传有特征：所含信息量较少，基因表达能独立。

也受胞核之调制，半自主性细胞器。

表 7-1 线粒体 DNA 概述

基本要点	说明
概念	线粒体内含有 DNA 分子，称为线粒体 DNA（mtDNA），也称为人类第 25 号染色体，是细胞核以外含有遗传信息和表达系统的细胞器，其遗传特点表现为非孟德尔遗传方式，又称核外遗传
特点	①能够独立进行复制、转录和翻译：mtDNA 编码线粒体中部分蛋白质和全部的 tRNA、rRNA ②mtDNA 所含信息量小，在呼吸链 - 氧化磷酸化系统的 80 多种蛋白质亚基中，mtDNA 仅编码 13 种 ③绝大部分蛋白质亚基和其他维持线粒体结构和功能的蛋白质都依赖于核 DNA（nuclear DNA，nDNA）编码，在细胞质中合成后，经特定转运方式进入线粒体 ④mtDNA 基因的表达受 nDNA 的制约：线粒体氧化磷酸化酶系统的组装和维护需要 nDNA 和 mtDNA 的协调，二者共同作用参与机体代谢调节 ⑤线粒体是一种半自主细胞器：受线粒体基因组和核基因组两套遗传系统共同控制（图 7-1）

线粒体基因组的结构

线粒体的基因组，裸露闭环呈双链。重链富含鸟嘌呤，轻链富含胞嘧啶。

分为编码非编区，编码区高利用率。多态现象较普遍，还有极高突变率。

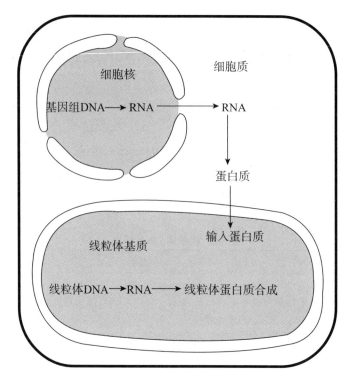

图 7-1 线粒体的半自主性

哺乳动物呼吸链复合体蛋白共有 87 种，仅 13 种由线粒体 DNA（mitochondrial DNA，mtDNA）编码，在线粒体核糖体上合成，其余的蛋白质由核基因编码，在细胞质合成后转运到线粒体。由此可见，线粒体的自我繁殖及一系列功能活动，受其自身基因组和细胞核基因组两套遗传系统共同控制，故称线粒体为半自主性细胞器

表 7-2 线粒体基因组的结构

基本要点	说明
结构概况	线粒体基因组是人类基因组的重要组成部分，线粒体基因组全长 16 569 bp，不与组蛋白结合，呈裸露闭环双链状，根据其转录产物在 CsCl 中密度的不同分为重链和轻链，重链（H 链）富含鸟嘌呤，轻链（L 链）富含胞嘧啶
分区 编码区	①保守序列，不同种系间 75% 的核苷酸具同源性 ②此区包括 37 个基因：2 个基因编码线粒体核糖体的 rRNA（16S、12S）；22 个基因编码线粒体中的 tRNA；13 个基因编码蛋白质，其中： a. 3 个为构成细胞色素 C 氧化酶（COX）复合体（复合体Ⅳ）催化活性中心的亚单位（COX Ⅰ、COX Ⅱ和 COX Ⅲ） b. 2 个为 ATP 合酶复合体（复合体Ⅴ）F_0 部分的 2 个亚基（A6 和 A8） c. 7 个为 NADH-CoQ 还原酶复合体（复合体Ⅰ）的亚基（ND1、ND2、ND3、ND4L、ND4、ND5 和 ND6） d. 1 个编码的结构蛋白质为 $CoQH_2$- 细胞色素 C 还原酶复合体（复合体Ⅲ）中细胞色素 B 的亚基

续表

基本要点	说明
	③各基因之间排列极为紧凑，部分区域还出现重叠，利用率极高 ④无启动子和内含子 ⑤缺少终止密码子，仅以 U 或 UA 结尾 ⑥基因间隔区只有 87 bp，占 mtDNA 总长度的 0.5% ⑦mtDNA 任何区域的突变都可能导致线粒体氧化磷酸化功能的病理性改变
非编码区	①非编码区也叫控制区（CR）或 D 环区 ②由 1 122 bp 组成，与 mtDNA 的复制及转录有关 ③包含 H 链复制的起始点（O$_H$）、H 链和 L 链转录的启动子（P$_{H1}$、P$_{H2}$、P$_L$）以及 4 个保守序列
mtDNA 突变率极高，多态现象比较普遍	①两个无关个体的 mtDNA 中碱基变化率可达 3% ②尤其 D 环区是线粒体基因组中进化速度最快的 DNA 序列，极少有同源性，而且参与的碱基数目不等，其 16 024 nt ~ 16 365 nt（nt：核苷酸）及 73 nt ~ 340 nt 两个区域为多态性高发区，分别称为高变区Ⅰ（HVⅠ）及高变区Ⅱ（HVⅡ），这两个区域的高度多态性导致了个体间的高度差异

线粒体 DNA 的复制

复制方式有几种，D 环复制最为重。

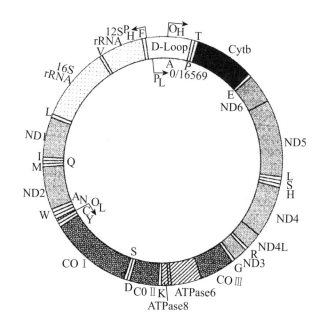

图 7-2　线粒体 DNA 结构模式图

表 7-3　线粒体 DNA 的复制

基本要点
mtDNA 可进行半保留复制
其 H 链复制的起始点（O_H）与 L 链复制的起始点（O_L）相隔 2/3 个 mtDNA
复制起始于控制区 L 链的转录启动子
复制过程： ①D- 环复制：首先以 L 链为模板合成一段 RNA 作为 H 链复制的引物，在 DNA 聚合酶作用下，合成一条互补的 H 链，取代亲代 H 链与 L 链互补。被置换的亲代 H 链保持单链状态，这段发生置换的区域称为置换环或 D 环，故此种 DNA 复制方式称 D- 环复制 ②随着新 H 链的合成，D 环延伸，轻链复制起始点 O_L 暴露，L 链开始以被置换的亲代 H 链为模板沿逆时针方向复制 ③当 H 链合成结束时，L 链只合成了 1/3，此时 mtDNA 有两个环：一个是已完成复制的环状双链 DNA，另一个是正在复制、有部分单链的 DNA 环 ④两条链的复制全部完成后，起始点的 RNA 引物被切除，缺口封闭，两条子代 DNA 分子分离 ⑤新合成的线粒体 DNA 是松弛型的，约需 40 分钟成为超螺旋状态
多细胞生物中，mtDNA 复制并不均一，有些 mtDNA 分子合成活跃，有些 mtDNA 分子不合成
复制所需的各种酶由 nDNA 编码
mtDNA 的复制形式除 D- 环复制外，还有 θ 复制、滚环复制等，相同的细胞在不同环境中可以其中任何一种方式复制，也可以几种复制方式并存

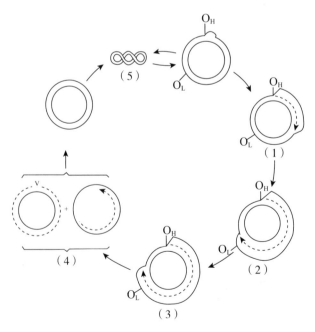

图 7-3　线粒体的 D- 环复制

（1）复制起始于控制区 L 链的转录启动子，首先以 L 链为模板合成一段 RNA 作为 H 链复制的引物，在 DNA 聚合酶作用下，合成一条互补的 H 链，取代亲代 H 链与 L 链互补。（2）被置换的亲代 H 链保持单链状态，这段发生置换的区域称为置换环或 D 环，故此种 DNA 复制方式称 D- 环复制。（3）随着新 H 链的合成，D 环延伸，轻链复制起始点 O_L 暴露。（4）L 链开始以被置换的亲代 H 链为模板沿逆时针方向复制。当 H 链合成结束时，L 链只合成了 1/3，此时 mtDNA 有两个环：一个是已完成复制的环状双链 DNA，另一个是正在复制、有部分单链的 DNA 环。（5）两条链的复制全部完成后，起始点的 RNA 引物被切除，缺口封闭，两条子代 DNA 分子分离

线粒体基因的转录特点

线粒体的体 DNA，转录具有多特点。

表 7-4 线粒体基因的转录特点

基本要点	说明
两条链均有编码功能	重链编码 2 个 rRNA、12 个 mRNA 和 14 个 tRNA；轻链编码 1 个 mRNA 和 8 个 tRNA
两条链从 D- 环区的启动子处同时开始以相同速率转录	L 链按顺时针方向转录，H 链按逆时针方向转录
mtDNA 的基因之间无终止子	因此两条链各自产生一个巨大的多顺反子初级转录产物。H 链还产生一个较短的、合成活跃的 RNA 转录产物，其中包含 2 个 tRNA 和 2 个 mRNA
tRNA 基因通常位于 mRNA 基因和 rRNA 基因之间	每个 tRNA 基因的 5′ 端与 mRNA 基因的 3′ 端紧密相连，核酸酶准确识别初级转录产物中 tRNA 序列，并在 tRNA 两端剪切转录本，形成单基因的 mRNA、tRNA 和 rRNA，剪切下来的 mRNA 无 5′ 帽结构，在 polyA 聚合酶的作用下，在 3′ 端合成一段 polyA，成为成熟的 mRNA
mtDNA 的遗传密码与 nDNA 不完全相同	UGA 编码色氨酸而非终止信号，AGA、AGG 是终止信号而非精氨酸，AUA 编码甲硫氨酸兼启动信号，而不是异亮氨酸的密码子
线粒体中的 tRNA 兼用性较强	其反密码子严格识别密码子的前两位碱基，但第三位碱基的识别有一定的自由度（称碱基摆动），可以识别 4 种碱基中的任何一种，因此，1 个 tRNA 往往可识别几个简并密码子，22 个 tRNA 便可识别线粒体 mRNA 的全部密码子

二、线粒体基因突变

线粒体中 DNA，突变现象易发生。究其原因有多种，突变可见三类型。

表 7-5 线粒体基因突变概述

基本要点	说明
概念	mtDNA 突变指 mtDNA 分子的碱基顺序和数目发生变化
确定一个 mtDNA 是否为致病性突变的标准	①突变发生于高度保守的序列或发生突变的位点有明显的功能重要性 ②该突变可引起呼吸链缺损 ③正常人群中未发现该 mtDNA 突变类型，在来自不同家系但有类似表型的患者中发现相同的突变 ④有异质性存在，而且异质性程度与疾病严重程度正相关

基本要点	说明
突变率高	① mtDNA 中基因排列非常紧凑，任何 mtDNA 的突变都可能影响到其基因组内的某一重要功能区域 ② mtDNA 是裸露的分子，不与组蛋白结合，缺乏组蛋白的保护 ③ mtDNA 位于线粒体内膜附近，直接暴露于呼吸链代谢产生的超氧离子和电子传递产生的羟自由基中，极易受氧化损伤 ④ mtDNA 复制频率较高，复制时不对称。亲代 H 链被替换下来后，长时间处于单链状态，直至子代 L 链合成，而单链 DNA 可自发脱氨基，导致点突变 ⑤缺乏有效的 DNA 损伤修复能力
mtDNA 突变类型	主要包括点突变、大片段重组和 mtDNA 数量减少（见表 7-6）

表 7-6   线粒体 DNA 突变的类型

类型	说明
点突变	① 点突变发生的位置不同，所产生的效应也不同 ② 已知的由 mtDNA 突变所引起的疾病中，2/3 的点突变发生在与线粒体内蛋白质翻译有关的 tRNA 或 rRNA 基因上，使 tRNA 和 rRNA 的结构异常，影响了 mtDNA 编码的全部多肽链的翻译过程，导致呼吸链中多种酶合成障碍 ③ 点突变发生于 mtRNA 相关的基因上，可导致多肽链合成过程中的错义突变，进而影响氧化磷酸化相关酶的结构及活性，使细胞氧化磷酸化功能下降
大片段重组	① mtDNA 的大片段重组包括缺失和重复，以缺失较为常见 ②大片段的缺失往往涉及多个基因，可导致线粒体 OXPHOS 功能下降，产生的 ATP 减少，从而影响组织器官的功能 ③最常见的缺失是 8 483 ～ 13 459 位碱基之间 5.0 kb 的片段，该缺失约占全部缺失的 1/3，故称"常见缺失" ④另一个较为常见的缺失是 8 637 ～ 16 073 位碱基之间 7.4 kb 的片段，两侧有 12 bp 的同向重复序列 ⑤第三种常见的缺失是第 4 389 ～ 14 812 位 10.4 kb 的片段，由于大部分基因丢失，能量代谢受到严重破坏 ⑥引起 mtDNA 缺失的原因可能是 mtDNA 分子中同向重复序列的滑动复制或同源重组
mtDNA 数量减少	① mtDNA 数量的减少可为常染色体显性或隐性遗传 ②提示该病由核基因缺陷所致线粒体功能障碍

线粒体突变后有一定修复能力，其机制为切除修复和转移修复两种方式

三、线粒体疾病的遗传特点

线粒体疾病的遗传特点

多种线粒体疾病，遗传具有多特征。母系遗传下一代，同质性与异质性。

阈值效应较明显，突变率高多原因。整合可入核基因，有丝分裂不均等。

表 7-7　线粒体疾病的遗传特点

基本要点	说明
母系遗传	母亲将 mtDNA 传递给其儿女，但只有女儿能将 mtDNA 传递给下一代。这是因为精卵结合时精子提供的只是核 DNA，受精卵中的线粒体 DNA 几乎全都来自于卵子的细胞质
同质性与异质性	如果同一组织或细胞中的 mtDNA 分子都是一致的，称为同质性。如果 mtDNA 发生突变，这将影响部分线粒体基因组，或者造成同一个细胞或组织中两种 DNA 共存，一种为野生型，另一种为突变型 mtDNA，称为异质性
阈值效应	线粒体遗传病的发生有阈值效应，即只有当突变的 mtDNA 达到一定比例时才发病，其表型与氧化磷酸化缺陷的严重程度及各种器官系统对能量的依赖程度密切相关。不同组织和器官对能量的依赖程度是不同的，脑→骨骼肌→心脏→肾→肝，对能量的依赖性依次降低
突变率高	mtDNA 既无组蛋白的保护，又缺乏有效的 DNA 损伤修复系统，且直接暴露于氧化磷酸化过程中所产生的高反应氧中，其突变率比 nDNA 高 10 ~ 20 倍
mtDNA 可以稳定地整合到核基因组中	在人的胎盘组织、白细胞等核基因组中均发现整合的 mtDNA。在特定的条件下，核 DNA 序列和 mtDNA 序列可以在细胞内游走，从而造成 mtDNA 对核基因组的插入。mtDNA 对核基因组的插入可以激活原癌基因或抑制抑癌基因的活性，导致细胞的分化增殖失控，最终形成肿瘤。若插入激活的是与衰老有关的基因，则其积累会导致细胞、组织和器官甚至机体的衰老
不均等的有丝分裂分离	细胞分裂时，突变型和野生型 mtDNA 发生分离，随机分配到子细胞中，使子细胞拥有不同比例的突变型 mtDNA 分子，这种随机分配导致 mtDNA 异质性变化的过程称为复制分离。在连续的分裂过程中，异质性细胞中突变型 mtDNA 和野生型 mtDNA 的比例会发生漂变，向同质性的方向发展。分裂旺盛的细胞（如血细胞）往往有排斥突变 mtDNA 的趋势，经无数次分裂后，细胞逐渐成为只有野生型 mtDNA 的同质性细胞。突变 mtDNA 具有复制优势，在分裂不旺盛的细胞（如肌细胞）中逐渐积累，形成只有突变型 mtDNA 的同质性细胞。漂变的结果，表型也随之发生改变

第八章　人类染色体

一、人类染色体的基本特征

染色质

染色质分常与异，两者比较有差异。

表 8-1　常染色质与异染色质的特征比较

基本要点	常染色质	异染色质
数量和分布	一般占染色体的极大部分	一般占染色体的少部分，位于着丝粒区、端粒、核仁形成区，染色体的中间、末端及整个染色体臂
染色反应	正常染色反应	特有染色反应
DNA 复制	正常复制	晚复制
凝缩程度	折叠疏松	折叠紧密
固缩行为	间期解螺旋，分裂时形成螺旋，分裂中期达到高峰	异固缩（正、负异固缩）
组成特性	含单一和重复序列，能进行转录	结构异染色质含重复和非重复DNA，不能转录；功能异染色质含有活动基因，有转录活性
化学性质	无差别	无差别

染色质是间期细胞核中伸展开的 DNA 蛋白质纤维。根据其所含核蛋白分子螺旋化程度以及功能状态的不同，分为常染色质和异染色质两类

异染色质

异染色质两类型，分为专性和兼性。

表 8-2　异染色质的分类

分类	说明
专性异染色质	也叫结构异染色质，是异染色质的主要类型。这类异染色质在各种细胞中总是处于凝缩状态（正异固缩），一般为高度重复的 DNA 序列，没有转录活性，常见于染色体的着丝粒区、端粒区、次缢痕以及 Y 染色体长臂远端2/3 区段等
兼性异染色质	也叫功能异染色质，是在特定细胞或在一定发育阶段由常染色质凝缩转变而形成的。在浓缩时，基因失去了活性，无转录功能；当其处于松散状态时，又能够转变为常染色质，恢复其转录活性

性染色质

性染色质XY，两者结构区别开。

表 8-3　性染色质的分类

分类	说明
X 染色质	①定义：正常女性的间期细胞核中紧贴核膜内缘有一个染色较深、大小约为 1 mm 的椭圆形小体，即 X 染色质。细胞中 X 染色质的数目等于 X 染色体的数目减1。正常男性则没有 X 染色质 ②Lyon 假说的要点： a. 失活发生在胚胎发育早期（人类晚期囊胚期） b. X 染色体的失活是随机的，异固缩的 X 染色体可以来自父亲也可以来自母亲 c. 失活是完全的，雌性哺乳动物体细胞内仅有一条 X 染色体是有活性的，另一条 X 染色体在遗传上是失活的 d. 失活是永久的和克隆式繁殖的。一旦某一特定的细胞内的 X 染色体失活，那么由此细胞而增殖的所有子代细胞也总是这一个 X 染色体失活 ③对 Lyon 假说的补充： a. 虽然 X 染色体失活通常是随机的，但结构异常的 X 染色体优先失活 b. 在 X 染色体平衡易位携带者个体中，通常是正常的 X 染色体优先失活 c. 虽然 X 失活是广泛的，但并不是完全的，失活的 X 染色体上的基因并非都失去了活性，有一部分基因仍保持一定活性
Y 染色质	①正常男性的间期细胞用荧光染料染色后，在细胞核内可出现一强荧光小体，直径为 0.3mm 左右，称为 Y 染色质 ②Y 染色体长臂远端部分为异染色质，被荧光染料染色后可发出荧光。细胞中 Y 染色质的数目与 Y 染色体的数目相同

性染色质是 X 和 Y（染色体）在间期细胞核中显示出来的一种特殊结构。包括 X 染色质和 Y 染色质

染色体的组装过程

一级结构核小体，二级结构螺线管，超螺线管属三级，染色单体属四级。

表 8-4　染色体概述

基本要点	说明
组装过程	染色体是由染色质通过螺旋化凝缩而成的，是由 DNA、核小体、30 nm 纤维状结构、袢环、染色单体丝、染色体逐级螺旋化压缩组装而成的
功能	它由 DNA 和蛋白质等构成，具有储存和传递遗传信息的作用。真核细胞的基因大部分存在于细胞核内的染色体上，通过细胞分裂，基因随着染色体的传递而传递，从母细胞传给子细胞、从亲代传给子代
数目	各种不同生物的染色体数目、形态、大小各具特征；而在同种生物中，染色体的形态、数目是恒定的

续表

基本要点	说明
与染色质的关系	染色质和染色体实质上是同一物质在不同细胞周期、执行不同生理功能时不同的存在形式。在细胞从间期到分裂期过程中，染色质通过螺旋化凝缩成为染色体；而在细胞从分裂期到间期过程中，染色体又解螺旋舒展成为染色质

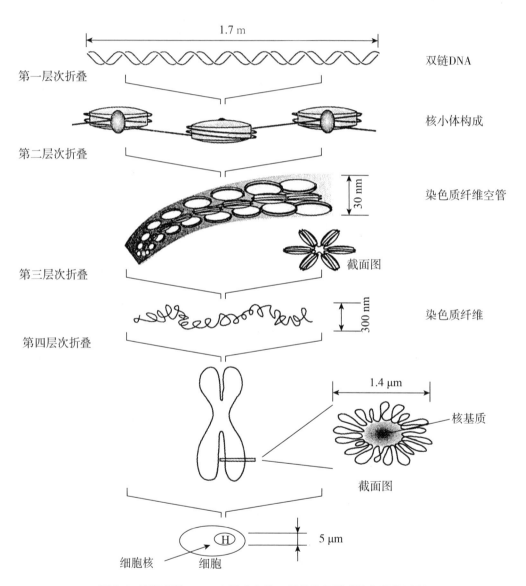

图 8-1 真核细胞 DNA 在核内盘绕、折叠和组装成染色体的过程

人类染色体的数目、结构和形态

人类正常染色体、四十六条在体 C。染色体组有两个，体 C 称为二倍体。
二十三条在性 C，性 C 属于单倍体。

表 8-5 人类染色体

	基本要点
概念	①染色体组：在真核生物中，一个正常生殖细胞（配子）中所含的全套染色体称为一个染色体组 ②基因组：一个染色体组中所包含的全部基因称为一个基因组 ③单倍体：具有一个染色体组的细胞称为单倍体，以 n 表示 ④二倍体：具有两个染色体组的细胞称为二倍体，以 2n 表示
人类正常体细胞染色体数目	是 46 条，即 2n=46 条，正常性细胞（精子或卵子）中染色体数为 23 条，即 n=23 条

人类染色体的形态结构

染色体的结构多，两条单体是主体，单体连接着丝粒，初级缢痕内凹起，
有的可见次缢痕，旁有核仁形成区，着丝粒旁有动粒，共同构成复合体，
染色体的末端处，还有随体和端粒。

表 8-6 人类染色体的形态结构

	说明
染色单体	每一中期染色体都具有两条染色单体（chromatid），互称为姐妹染色单体，它们各含有一条 DNA 双螺旋链
初级缢痕	两条单体之间由着丝粒（centromere）相连接，着丝粒处凹陷缩窄，称初级缢痕
着丝粒	着丝粒将染色体划分为短臂（p）和长臂（q）两部分
端粒	在短臂和长臂的末端分别有一特化部位，称为端粒
次级缢痕	在某些染色体的长、短臂上还可见凹陷缩窄的部分，称为次级缢痕
随体	人类近端着丝粒染色体的短臂末端有一球状结构，称为随体。随体柄部为缩窄的次级缢痕
核仁形成区	次级缢痕与核仁的形成有关，称为核仁形成区或核仁组织者区

染色体的类型

染色体的着丝粒，所在位置有意义，根据着丝粒类型，分为四类染色体。

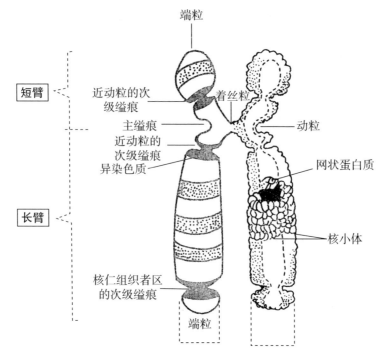

图 8-2   中期染色体的形态特征

表 8-7   染色体的类型

	结构特点
中着丝粒染色体	着丝粒位于染色体纵轴的 1/2 ~ 5/8 之间
亚中着丝粒染色体	着丝粒位于染色体纵轴的 5/8 ~ 7/8 之间
近端着丝粒染色体	着丝粒位于染色体纵轴的 7/8 ~ 末端之间
端着丝粒染色体	着丝粒位于染色体的末端，没有短臂。人类染色体无此类型

性别决定及性染色体

性染色体定性别，男性女性巧安排，女性染体两 X，男性染体 XY。

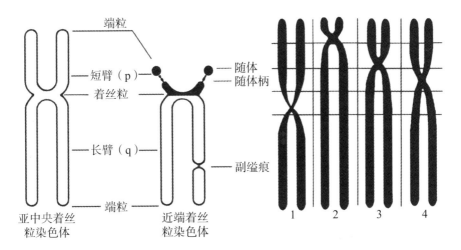

图 8-3 染色体的形态结构

表 8-8 性别决定及性染色体

	说明
人类性别	由细胞中的性染色体决定
常染色体	在人类的体细胞中有 23 对染色体，其中 22 对染色体与性别无直接关系，称为常染色体
性染色体	一对与性别的决定有明显而直接关系的染色体，X 染色体和 Y 染色体，称为性染色体
性染色体组成	男性的性染色体组成为 XY，女性细胞中的性染色体组成为 XX，这种性别决定方式为 XY 型性别决定
睾丸决定因子和性别决定区域 Y	Y 染色体的短臂上有一个决定男性的基因，即睾丸决定因子基因，TDF 基因是性别决定的关键基因

二、染色体分组、核型与显带技术

染色体的研究方法

制作染色体标本，显带技术做分析。

表 8-9 染色体的研究方法

	说明
制作染色体标本实验材料	体外培养细胞、外周血淋巴细胞、骨髓细胞、胸水细胞、腹水细胞、性腺活检标本、胎儿绒毛标本、实体瘤标本、胎儿羊水细胞以及皮肤、肝、肾等标本

说明	
制备	①细胞同步化：秋水仙素抑制分裂中期的活动，使细胞分裂停止在中期，从而获得大量的中期分裂象 ②低渗处理：低渗液可使细胞体积膨大，染色体松散，分裂相分散良好 ③滴片 ④染色：用吉姆萨染料染色，就可得到非显带染色体标本
染色体显带	①显带技术：显带染色体是染色体标本经过一定程序处理，并用特定染料染色，使染色体沿其长轴显现明暗或深浅相间的横行带纹，称为染色体带，这种使染色体显带的方法，称为显带技术 ②带型：通过显带技术，使各号染色体都显现出独特的带纹，从而构成染色体的带型。每对同源染色体的带型基本相同且稳定，不同染色体的带型不同
常用的显带技术	主要有 G 带分析、C 带分析、Q 带分析、R 带分析、T 带分析、N 带分析和高分辨染色体技术等

染色体核型

研究染色体图像，核型带型不能忘。

表 8-10　染色体的核型

基本要点	
核型和核型分析 核型	一个体细胞中的全部染色体，按其大小、形态特征顺序排列所构成的图像称为核型
核型分析	将待测细胞的核型进行染色体数目、形态特征的分析，确定其是否与正常核型完全一致，称为核型分析
人类染色体非显带核型 概念	①非显带染色体核型：是按常规染色方法所得到的染色体标本，一般用 Giemsa 染色，使染色体（除着丝粒和次缢痕外）都均匀着色 ②同源染色体和非同源染色体：在正常核型中，染色体是成对存在的，每对染色体在形态结构、大小和着丝粒位置上基本相同，其中一条来自父方的精子，一条来自母方的卵子，称为同源染色体（homologous）；而不同对染色体彼此称为非同源染色体
分组与各组染色体形态 特征	见表 8-11 和图 8-4
核型描述	①染色体总数 ②性染色体的组成 ③两者之间用"，"分隔开 ④正常女性核型描述为：46, XX，正常男性核型描述为：46, XY
非显带染色体标本的 缺点	不能将每一条染色体本身的特征完全显示出来。因此，只能根据各染色体的大致特征（大小、着丝粒位置）来识别染色体，并且，对于染色体所发生的一些结构畸变均不能检出

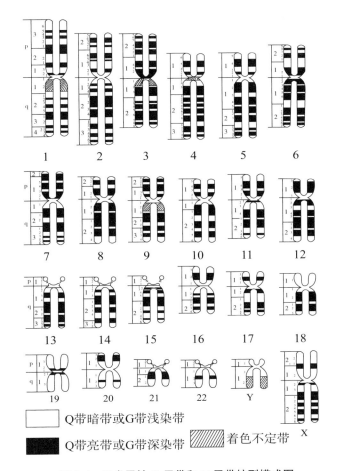

图 8-4　正常男性 Q 显带和 G 显带核型模式图

表 8-11　人类染色体核型分组与各组染色体的形态特征（非显带标本）

组号	染色体号	大小	着丝粒位置	次溢痕	随体	可鉴别程度
A	1 ～ 3	最大	中（1、3 号） 亚中（2 号）	1 号常见		可鉴别
B	4 ～ 5	次大	亚中			难鉴别
C	6 ～ 12、X	中等	亚中	9 号常见		难鉴别
E	16 ～ 18	小	中（16 号） 亚中（17、18 号）	16 号常见		16 号可鉴别， 17、18 号难鉴别
F	19 ～ 20	次小	中			难鉴别
G	21 ～ 22、 Y	最小	近端		有、无	难鉴别

人类染色体显带核型

染色研究染色体，显带技术显带型，显示核型有多种，G 带核型常应用。

图 8-12　人类染色体显带核型

基本要点	说明
带型	显带技术可使人类的 24 种染色体显示出各自特异的带纹，称为带型
Q 显带	应用荧光染料氮芥喹吖因处理染色体后，在荧光显微镜下可观察到染色体沿其长轴显示出一条条宽窄和亮度不同的横纹，即染色体的带。这一显带技术称 Q 显带，所显示的带纹称为 Q 带
G 显带	将染色体标本用碱、胰蛋白酶或其他盐溶液处理后，再用 Giemsa 染液染色，染色体上出现与 Q 带相类似的带纹，在普通显微镜下，可见深浅相间的带纹，称 G 带
R 显带	用盐溶液处理标本后，再用 Giemsa 染色，显示出与 G 带相反的带，即 G 显带中的深带在 R 显带中为浅带，G 显带中的浅带在 R 显带中为深带，称反带或 R 带
T 显带	将染色体标本加热处理后，再用 Giemsa 染色，可使染色体末端区段特异性深染，称 T 带
C 显带	用 NaOH 或 Ba (OH)$_2$ 处理标本后，再用 Giemsa 染色，可使着丝粒和次缢痕的结构异染色质部分深染，如 1、9、16 号染色体的次缢痕以及 Y 染色体长臂远端的 2/3 的区段，所显示的带纹称 C 带
N 显带	用硝酸银染色，可使染色体的随体及核仁形成区（NOR）呈现出特异性的黑色银染物，这种银染色阳性的 NOR 称为 Ag-NOR
高分辨显带	采用甲氨蝶呤同步培养淋巴细胞的方法，制备出有丝分裂早期（早中期、前中期、晚前期）的染色体标本，获得较常规制片更丰富、更精细的染色体带纹，这种染色体称为高分辨显带染色体（HRBC）

G 显带染色体的识别

一秃二蛇三蝶飘，四像鞭炮五黑腰；六号像个小白脸，七盖八下九苗条；

十号长臂近带好，十一低来十二高；十三、四、五一二一；十六长臂缢痕大；

十七长臂带脚镣，十八白头肚子饱；十九中间一点腰，二十头重脚飘飘；

二十一好像黑葫芦瓢，二十二头上一点黑；X 染色一担挑，Y 染色长臂带黑脚。

表 8-13　G 显带染色体的识别

基本要点	说明
意义	G 显带模型分析已成为临床常规应用的染色体病诊断的手段之一
描述方法	在进行 G 带带型描述时，"深带"表示 Giemsa 着色的带纹，"浅带"表示不着色或基本不着色的带纹。"浓"、"淡"表示深带着色的强度。近侧段、中段、远侧段表示距离着丝粒的远近
特点	每条染色体都有特定的带纹可以识别

人类染色体的多态性

染色体有多态性，遗传标志常应用。

表 8-14 人类染色体的多态性

基本要点	说明
定义	在正常健康人群中，存在着各种染色体的恒定微小变异，包括结构、带纹宽窄和着色强度等。这类恒定而微小的变异是按照孟德尔方式遗传的，通常没有明显的表型效应或病理学意义，称为染色体多态性
常见部位	①Y 染色体的长度变异 ②D 组、G 组近端着丝粒染色体的短臂、随体及随体柄部次缢痕区（NOR）的变异 ③第 1、9 和 16 号染色体次缢痕的变异，表现为次溢痕的有无或长短的差异
意义	是一种较稳定的结构变异，可以在显微镜下观察，并且它是按孟德尔方式遗传的，以一定的遗传方式传给下一代，因此可以作为一种遗传标志应用于临床和研究工作

人类染色体命名国际体制

人类染色体命名，国际体制有规定，统一符号和术语，学术交流能促进。

表 8-15 人类染色体命名国际体制

基本要点	说明
概念	①界标：确认每一染色体上具有重要意义的、稳定的、有显著形态学特征的指标，包括染色体两臂的末端、着丝粒和某些稳定且显著的带 ②区：两相邻界标之间为区 ③带：每一条染色体都是由一系列连贯的带组成，没有非带区。它借助其亮-暗或深-浅的着色强度，清楚地与相邻的带相区别 ④亚带：在带的基础上，再分出若干细小的带纹叫亚带，高分辨显带技术对染色体的分析达到了亚带水平
区带的编号原则	①每一染色体的区和带都以着丝粒为界标，沿着每一染色体臂分别向长臂、短臂的末端依次编号，靠近着丝粒的两个区分别是长、短臂的 1 区，再由此向远侧序贯 2、3 区等 ②界标所在的带属于此界标以远的区，并作为该区的第 1 带 ③被着丝粒一分为二的带，分别归属于长、短臂 1 区 1 带
描述方法	①描述一特定带时需要写明的内容：染色体序号、臂的符号、区的序号、带的序号 ②亚带表示方法：高分辨显带的命名方法是在原带之后加"."，并在"."之后写新的带号
统一的命名符号和原则	见表 8-16

表 8-16　核型分析中常用的符号和术语

符号术语	意义	符号术语	意义
A-G	染色体组的名称	1-22	常染色体序号
→	从…到…	+ 或 –	在染色体和组号前表示染色体或组内染色体增加或减少；在染色体臂或结构后面，表示这个臂或结构的增加或减少
/	表示嵌合体	?	染色体分类或情况不明
:	断裂	: :	断裂与重接
ace	无着丝粒断片（见 f）	cen	着丝粒
chi	异源嵌合体	chr	染色体
ct	染色单体	del	缺失
der	衍生染色体	dic	双着丝粒
dir	正位	dis	远侧
dmin	双微体	dup	重复
e	交换	end	（核）内复制
f	断片	fem	女性
fra	脆性部位	g	裂隙
h	副缢痕	i	等臂染色体
ins	插入	inv	倒位
mal	男性	mar	标记染色体
mat	母源的	min	微小体
mn	众数	mos	嵌合体
p	短臂	pat	父源的
ph	费城染色体	pro	近侧
psu	假	q	长臂
qr	四射体	r	环状染色体
rcp	相互易位	rea	重排
rac	重组染色体	rob	罗伯逊易位
s	随体	tan	串联易位
ter	末端	tr	三射体
tri	三着丝粒	var	可变区

第九章 染色体畸变

一、染色体畸变的概念

染色体畸变

细胞染色体畸变，结构畸变数目变，遗传物质有改变，染色体病临床见。

表 9-1 染色体畸变

基本要点	说明
定义	染色体畸变是体细胞或生殖细胞内染色体发生的异常改变
类型	畸变的类型和可能引起的后果在细胞不同周期和个体发育不同阶段不尽相同。染色体畸变可分为数目畸变和结构畸变两大类
染色体的数目畸变	染色体的数目畸变可分为整倍性改变和非整倍性改变两种
结构畸变	结构畸变主要有缺失、重复、插入、易位和倒位等
嵌合体	当一个个体细胞有两种或两种以上不同核型的细胞系时，该个体就被称为嵌合体
后果	无论是数目畸变，还是结构畸变，其实质都是涉及染色体或染色体节段上基因群的增减或位置的转移，使遗传物质发生了改变，结果都可以导致染色体异常综合征，或染色体病

二、染色体畸变发生的原因

染色体畸变的原因

畸变发生有原因，自发诱发两类型，诱发因素有四个：理、化、生物、母年龄。

表 9-2 染色体畸变发生的原因及诱因

	说明
原因	①自发产生，称为自发畸变 ②通过物理的、化学的和生物的诱变作用而产生，称为诱发畸变 ③由亲代遗传而来
诱因	
生物因素	①由生物体产生的生物类毒素，如霉菌毒素 ②某些生物体如病毒本身可引起染色体畸变

续表

说明
化学因素	①药物：一些抗肿瘤药物、保胎及预防妊娠反应的药物，均可引起人类染色体畸变或产生畸形胚胎 ②农药：许多化学合成的农药可以引起人类细胞染色体畸变 ③工业毒物：如苯、甲苯、铝、砷、二硫化碳、氯丁二烯、氯乙烯单体等 ④食品添加剂：某些食品的防腐剂和色素等添加剂中所含的化学物质也可以引起人类染色体畸变
物理因素	①放射性物质爆炸后散落的放射性尘埃、医疗上所用的放射线等 ②工业放射性物质的污染 ③电离辐射
母亲年龄	①母亲生育年龄越大，生殖细胞越老化 ②生殖细胞在母体内停留时间越长，受到各种因素影响的机会越多，在以后的减数分裂过程中，越容易产生染色体不分离而导致染色体数目异常

三、染色体数目异常及其产生机制

染色体数目异常

人类染体二倍体，染体数目可改变，改变形式有两种，整倍性与非整倍。

表 9-3 染色体数目异常

基本要点
定义	①人体正常生殖细胞精子和卵子所包含的全部染色体称为一个染色体组 ②精子和卵子为单倍体（haploid），以 n 表示，分别含有 22 条常染色体和 1 条性染色体。受精卵则为二倍体（diploid），以 2n 表示，包括 22 对常染色体和 1 对性染色体 ③以人的二倍体数目为标准，体细胞的染色体数目（整组或整条）的增加或减少，称为染色体数目畸变
分类	包括整倍性改变和非整倍性改变两种形式

染色体整倍性改变

染体整倍性改变，变为单三四倍体，受精复制和分裂，发生异常可引起。

表 9-4 染色体整倍性改变

基本要点	说明
定义	如果染色体的数目变化是单倍体（n）的整倍数，即以 n 为基数，整倍地增加或减少，则称为整倍性改变，超过二倍体的整倍体称为多倍体
类型	①单倍体（n）：如果在 2n 的基础上减少一个染色体组，染色体总数为 23（n）
	②三倍体（3n）：在 2n 的基础上，如果增加一个染色体组（n），染色体总数为 69 条（3n）
	③四倍体（4n）：在 2n 的基础上增加 2 个 n，染色体总数为 92 条（4n）
产生机制	①双雄受精：一个正常的卵子同时与两个正常的精子发生受精称为双雄受精。所形成的合子内则含有三个染色体组（三倍体），可形成 69, XXX、69, XXY 和 69, XYY 三种类型的受精卵
	②双雌受精：一个二倍体的异常卵子与一个正常的精子发生受精，从而产生一个三倍体的合子，称为双雌受精。会形成含有三个染色体组的合子（三倍体），可形成 69, XXX 或 69, XXY 两种核型的受精卵
	③核内复制：在一次细胞分裂时，DNA 不是复制一次，而是复制了两次，而细胞只分裂了一次，这样形成的两个子细胞都是四倍体
	④核内有丝分裂：在正常的细胞分裂时，染色体正常复制了一次，但至分裂中期时，核膜仍未破裂、消失，也无纺锤体的形成，因此，细胞分裂未能进入后期和末期，没有细胞质的分裂，结果细胞内含有四个染色体组，形成了四倍体

染色体非整倍性改变

染体非整倍数变，形成亚、超二倍体，染色体若不分离，或者丢失可引起。

表 9-5 染色体非整倍性改变

基本要点	说明
定义	一个体细胞的染色体数目增加或减少了一条或数条，称非整倍性改变，这是临床上最常见的染色体畸变类型
类型	
亚二倍体	①当体细胞中染色体数目少了一条或数条时，称为亚二倍体
	②若某对染色体少了一条（2n−1），细胞染色体数目为 45 条，即构成单体型
超二倍体	①当体细胞中染色体数目多了一条或数条时，称为超二倍体
	②若某对染色体多了一条（2n+1），细胞内染色体数目为 47 条，即构成该染色体的三体型
	③三体型以上的非整倍性改变统称为多体型
	④同时存在两种或两种以上核型的细胞系的个体称嵌合体
	⑤假二倍体：染色体的数目发生了异常，其中有的增加，有的减少，而增加和减少的染色体数目相等，结果染色体总数不变，还是二倍体数（46 条），但不是正常的二倍体核型，则称为假二倍体

续表

基本要点	说明
产生机制	
染色体不分离	①定义：在细胞进入中、后期时，如果某一对同源染色体或姐妹染色单体彼此没有分离，而是同时进入一个子细胞，结果所形成的两个子细胞中，一个将因染色体数目增多而成为超二倍体，另一个则因染色体数目减少而成为亚二倍体，这个过程称为染色体不分离 ②分类： a.有丝分裂不分离：发生在第一次卵裂，则形成具有两个细胞系的嵌合体，一个为超二倍体细胞系，一个为亚二倍体细胞系；不分离发生在第二次卵裂以后，即形成具有三个或三个以上细胞系的嵌合体（46/47/45） b.减数分裂不分离：发生在第一次减数分裂，使得某一对同源染色体不分离，同时进入一个子细胞核，所形成的配子中，一半将有24条染色体（n+1），另一半将有22条（n-1）。与正常配子受精后，将形成超二倍体或亚二倍体；在第二次减数分裂发生染色体不分离，所形成的配子的染色体数将有以下几种情况：1/2 为 n，1/4 为（n+1），1/4 为（n-1）。它们与正常配子受精后，得到相应的二倍体、超二倍体、亚二倍体
染色体丢失	①在细胞有丝分裂过程中，某一染色体未与纺锤丝相连，不能移向两极参与新细胞的形成 ②在移向两极时行动迟缓，滞留在细胞质中，造成该条染色体的丢失而形成亚二倍体

四、染色体结构畸变及其产生机制

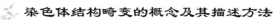 **染色体结构畸变的概念及其描述方法**

理化生物遗传等，均可损伤染色体，发生断裂再重接，愈合重合最满意。

重排结构可畸变，染色体病易引起。描述方法有两种：简式详式均常用。

表9-6 染色体结构畸变的概念及其描述方法

	说明
染色体结构畸变	①染色体结构畸变的发生是在物理因素、化学因素、生物因素和遗传因素等多种因素的作用下，首先是染色体发生断裂，然后是断裂片段的重接 ②断裂的片段如果在原来的位置上重新接合，称为愈合或重合，即染色体恢复正常，不引起遗传效应 ③如果染色体断裂后未能在原位重接，也就是断裂片段移动位置与其他片段相接或丢失，则可引起染色体结构畸变，又称染色体重排

	说明
描述方法	①简式：在简式中，对染色体结构的改变只用其断裂点来表示。按国际命名规定，应依次写明染色体总数，性染色体组成，然后用一个字母（如 t）或三联字符号（如 del）写明重排染色体的类型，其后的第一个括弧内写明染色体的序号，第二个括弧写明区号、带号以表示断点 ②详式：在详式中，除了简式中应写明的内容以外，与简式有所不同，即是在最后一个括弧中不是只描述断裂点，而是描述重排染色体带的组成

染色体结构畸变的类型及其产生机制

染体结构可畸变，畸变类型有 8 种，缺失重复易位等，产生机制各不同。

表 9-7　染色体结构畸变的类型及其产生机制

类型	产生机制
缺失（del）	缺失是染色体片段的丢失，缺失使位于这个片段的基因也随之发生丢失。按染色体断点的数量和位置可分为末端缺失和中间缺失两类
重复（dup）	重复是一条染色体上某一片段增加了一份以上的现象，使这些片段的基因多了一份或几份。原因是同源染色体之间的不等交换或染色单体之间的不等交换以及染色体片段的插入等
倒位（inv）	倒位是某一染色体发生两次断裂后，两断点之间的片段旋转180°后重接，造成染色体上基因顺序的重排。分为臂内倒位和臂间倒位
易位（t）	一条染色体的断片移接到另一条非同源染色体的臂上，这种结构畸变称为易位（translocation）。常见的易位方式有相互易位、罗伯逊易位和插入易位等（见表 9-8）
环状染色体（r）	一条染色体的长、短臂同时发生了断裂，含有着丝粒的片段两断端发生重接，即形成环状染色体
双着丝粒染色体（dic）	两条染色体同时发生一次断裂后，两个具有着丝粒的片段的断端相连接，形成一条双着丝粒染色体
等臂染色体（i）	一条染色体的两个臂在形态上和遗传结构上完全相同，称为等臂染色体（isochromosome）。等臂染色体一般是由于着丝粒分裂异常造成的。如具有两个长臂的等臂染色体；具有两个短臂的等臂染色体
插入	插入（insertion）是一条染色体的片段插入到另一染色体中的现象。它实际上也是一种易位。只有在发生了一共三次断裂时，"插入"才有可能发生。插入可以是正向的，也可以是倒转180°，故称为反方向插入。插入如发生在同源染色体间，就会在一条染色体上发生重复，而另一条同源染色体缺失了同一节段的染色体

染色体易位的类型

染体易位三类型，相互插入罗伯逊。

表9-8 染色体易位的类型

类型	说明
相互易位	两条染色体同时发生断裂，断片交换位置后重接。形成两条衍生染色体。当相互易位仅涉及位置的改变而不造成染色体片段的增减时，则称为平衡易位
罗伯逊易位	①又称着丝粒融合（centric fusion）。这是发生于近端着丝粒染色体的一种易位形式。当两个近端着丝粒染色体在着丝粒部位或着丝粒附近部位发生断裂后，二者的长臂在着丝粒处接合在一起，形成一条由长臂构成的衍生染色体 ②两个短臂则构成一个小染色体，小染色体往往在第二次分裂时丢失，这可能是由于其缺乏着丝粒或者是由于其完全由异染色质构成所至 ③由于丢失的小染色体几乎全是异染色质，而由两条长臂构成的染色体上则几乎包含了两条染色体的全部基因，因此，罗伯逊易位携带者虽然只有45条染色体，但表型一般正常，只在形成配子的时候会出现异常，造成胚胎死亡而流产或生出先天畸形等患儿
插入易位	两条非同源染色体同时发生断裂，但只有其中一条染色体的片段插入到另一条染色体的非末端部位。只有发生了三次断裂时，才可能发生插入易位

五、染色体畸变的分子细胞生物学效应

染色体畸变的效应

染体畸变有危害，引起多种综合征，结构畸变不相同，不同效应会产生。

表9-9 染色体畸变的分子细胞生物学效应

基本要点	说明
危害性	染色体畸变（无论是数目畸变还是结构畸变）将引起遗传物质的改变，导致基因改变，扰乱基因作用之间的平衡，影响正常的新陈代谢等基本生命活动，给机体带来极大危害，因此，在临床上表现为各式各样的综合征
不同的染色体畸变产生不同的生物学效应	①丢失的片段大小不同将有不同的生物学效应： a.大片段的缺失甚至在杂合状态下也是致死的，X染色体的缺失中的半合子一般也会死亡，只有一部分存活下来，但也是异常个体 b.如果缺失的部分包括某些显性基因，则同源染色体上与这一缺失相对应位置上的隐性等位基因就得以表现，这一现象称为假显性 ②重复的分子细胞效应比缺失缓和，但如果重复片段较大也会影响个体的生活力，甚至死亡。重复会导致减数分裂时同源染色体发生不等交换，结果产生一条有部分缺失的染色体和一条重复的染色体 ③倒位染色体在减数分裂中同源染色体联会时，如倒位片段很小，倒位片段可能不发生配对，其余区段配对正常；如倒位片段很长，倒位的染色体可能倒过来和正常的染色体配对，形成倒位环。通常只是含有非交换染色体的配子才能产生有活力的后代。只带有两条完整基因的染色体的配子才能产生存活的后代 ④常见的相互易位的纯合子没有明显的细胞学特征，它们在减数分裂时配对正常，可以从一个细胞世代传到另一个细胞世代。易位杂合体在减数分裂的粗线期，由于同源部分的联会配对而形成特征性的四射体。减数分裂后期，结果可形成18种配子。其中仅一种配子是正常的，一种是平衡易位的，其余16种都是不平衡的。与正常配子受精后，所形成的合子中，大部分都将形成单体或部分单体，三体或部分三体，导致流产、死胎或畸形儿

第十章　单基因遗传病

一、分子病

✎ 分子病

分子病因基因变，蛋白合成有缺陷。

机体功能出障碍，病人临床有表现。

（一）血红蛋白病

✎ 血红蛋白分子的结构及其发育变化

珠蛋白和血红素，组成球形四聚体，珠蛋白含四肽链，基因表达有差异。

表 10-1　血红蛋白分子的结构及其发育变化

基本要点	说明
血红蛋白的分子结构	①由珠蛋白和血红蛋白构成，结构为两对单体（亚基）组成的球形四聚体 ②一对由两条类 α 珠蛋白链（α 链或 ζ 链）各结合一个血红蛋白组成；另一对由两条类 β 珠蛋白链（ε、β 或 δ 链）各结合一个血红蛋白组成 ③在人类个体发育的不同阶段，类 α 链和类 β 链有不同组合
珠蛋白基因及其表达特点	
类 α 珠蛋白基因	①基因特征：定位于 16pter-p13.3，按 5′ → 3′ 方向排列顺序为：5′-ζ2-ψζ1-ψα1-α2-α1-3′，总长度为 30 kb。每条 16 号染色体有 2 个 α 基因，每个 α 基因表达的 α 珠蛋白数量相同 ②表达特点：类 α 珠蛋白基因的排列顺序与发育过程中表达顺序相一致
类 β 珠蛋白基因	①基因特征：定位于 11p15.5，按 5′ → 3′ 方向排列顺序为：5′-ε-Gγ-Aγ-ψβ1-δ-β-3′，总长度为 60 kb。每条 11 号染色体有 1 个 β 基因 ②表达特点：类 β 珠蛋白基因的排列先后与发育过程的表达顺序相关
内含子和外显子	①各种珠蛋白基因均含有 3 个外显子和 2 个内含子 ②α 珠蛋白基因的 I1 位于 31 和 32 位密码子之间，由 117 bp 组成。I2 位于 90 和 100 位密码子之间，含 140 bp ③β 珠蛋白基因的 I1 位于 30 和 31 位密码子之间，为 130 bp；而 I2 位于 104 和 105 位密码子之间，约 850 bp

📖 珠蛋白基因突变的类型

珠蛋白基因突变，突变方式有七类。

表 10-2 珠蛋白基因突变的类型

类型	基本要点
单个碱基置换	血红蛋白疾病中最常见的一种突变类型，见于绝大多数血红蛋白病和 β 地中海贫血
移码突变	珠蛋白基因发生 1、2 个碱基的丢失或嵌入，致使后面的碱基排列依次位移，导致重新编码，使珠蛋白肽链的结构或合成速率改变
密码子的缺失和嵌入	在细胞减数分裂时，同源染色体发生错配和不等交换，导致编码密码子的 DNA 三联碱基缺失或嵌入
无义突变	突变使正常密码子变为终止密码子，蛋白质链合成提前终止
终止密码子突变	编码终止密码子（UAA、UAG 或 UGA）的 DNA 序列发生突变，珠蛋白链的合成不在正常的位置上终止，生成异常珠蛋白链
基因缺失	缺失的基因及部位不同，导致不同的珠蛋白肽链合成异常
融合基因	实质是两种不同基因局部片段的拼接，它们可编码融合蛋白

📖 常见的血红蛋白病

临床血红蛋白病，常见类型有三种：镰状细胞性贫血，血红蛋白 M 病，三是地中海贫血，后者又分多类型。

表 10-3 常见的血红蛋白病

疾病名称	遗传学	病理表现	临床表现
镰状细胞性贫血	常染色体隐性遗传，患者 β 珠蛋白基因的第 6 位密码子由正常的 GAG 突变为 GTG，使其编码的 β 珠蛋白 N 端第 6 位氨基酸由正常的谷氨酸变成了缬氨酸，形成 HbS	血红蛋白分子表面电荷改变，出现一个疏水区域，导致溶解度下降，致使红细胞变成镰刀状	镰变细胞引起血黏度增加，容易使微细血管栓塞，造成散发性的组织局部缺氧，甚至坏死，产生肌肉骨骼痛、腹痛等痛性危象
血红蛋白 M 病（高铁血红蛋白血症）	常染色体显性遗传。患者珠蛋白基因中，某个氨基酸的密码子发生碱基置换，使珠蛋白链与铁原子连接或作用的有关氨基酸发生替代	有关氨基酸的替代导致部分血红蛋白的二价铁离子变成高价铁离子，形成高铁血红蛋白，影响携氧能力	血红蛋白携氧能力不足使组织细胞缺氧，发生发绀症状。杂合子 HbM 的含量通常在 30% 以内，可出现发绀症状
地中海贫血	见表 10-4		

表 10-4 常见的地中海贫血

疾病名称	基因型		异常机制	Hb 构成	临床表现
Bart 胎儿水肿综合征	α0/α0	--/--	4 个 α 基因缺失或障碍	α 链无 γ4	胎儿缺氧、水肿、死亡
血红蛋白 H 病 (HbH)	α+/α0	α-/--、-α/--	3 个 α 基因缺失或障碍	α 链极少，多余 β 链累积形成 β4	中度~重度贫血
标准型（轻型）α 地中海贫血	α0/αA α+/α+	αα/-- α-/α-	2 个 α 基因缺失或障碍	α 链少	间或轻度贫血
静止型 α 地中海贫血	α+/αA	αα/α-	1 个 α 基因缺失或障碍	基本正常	无贫血症状
重型 β 地中海贫血	β+/β+、β0/β+ β0/β0、δβ0/δβ0		β 链合成被完全或大部分抑制，γ、δ 链合成多	β 链无或很少，α2γ2 和 α2δ2 多过剩，α 链包涵体	地中海贫血面容，溶血性贫血
轻型 β 地中海贫血	β0/βA、β+/βA 和 δβ0/βA		β 链合成被部分抑制	β 链较少	轻度不明显贫血
中间型 β 地中海贫血	β+/β+、β+/δβ+		β 链合成被部分抑制	α2γ2 较多	介于重度和轻度之间
遗传性胎儿 Hb 持续存在症 (HPFH)			β、δ 链合成被部分抑制，γ 链合成明显增加	成人仍为 α2γ2	无明显贫血症状

血浆蛋白病

血友病

女传男病出血象，伤血不止关节胀。酶原消耗时间短，出血正常凝血长。

血友病分 ABC，凝血因子各缺一。花生外衣有疗效，补充鲜血或血浆。

剧烈运动要少做，出血早治防外伤。

表 10-5　血浆蛋白病的类型

疾病名称	遗传学	发病机制	临床表现
血友病 A	X 连锁隐性遗传，致病基因 *FVIII* 基因位于 Xq28，长约 186 kb，几乎占 X 染色体的 0.1%，由 26 个外显子和 25 个内含子组成。男性发生率较高（1/6 000），约占血友病总数的 85%	血浆中凝血因子Ⅷ（*FVIII*）缺乏所致的凝血障碍性疾病	反复自发性或轻微损伤后出血不止和出血引起的压迫症状和并发症；一般多为缓慢持续性出血，大出血罕见。出血部位广泛，体表和体内任何部分均可出血，可累积皮肤、黏膜、肌肉或器官等，关节多次出血可导致关节变形，颅内出血可导致死亡
血友病 B	致病基因 *FIX* 基因定位于 Xq27.1-q27.2，全长 35 kb，由 8 个外显子和 7 个内含子构成。呈 X 连锁隐性遗传	这是凝血因子Ⅸ缺乏或其凝血功能降低而导致的凝血障碍性疾病	其临床症状与血友病 A 基本相同。血友病 B 发病率为 1/10 万～1.5/10 万，占血友病类疾病总数的 15%～20%
血友病 C	遗传方式为 AR，基因定位于 15q11	血友病 C 是血浆第Ⅺ凝血因子缺乏引起的凝血障碍性疾病	
血管性假性血友病	*vWF* 基因定位于 12pter-p12，长度为 180 kb	vWF 由血管内皮细胞分泌，为Ⅷ凝血因子的载体，并可增强Ⅷ因子的稳定性。vWF 缺乏会降低Ⅷ凝血因子的活性，同时，也影响血小板的凝血功能	有明显的出血倾向，但症状较轻

📖 A 型血友病

男性幼年出血重，自发术后轻微损，关节出血最特征，第Ⅷ因子可定型。

（二）结构蛋白质缺陷病

📖 肌营养不良

肌肉营养不良症，缺失突变在基因，爬楼行走渐困难，3 至 5 岁即发病。

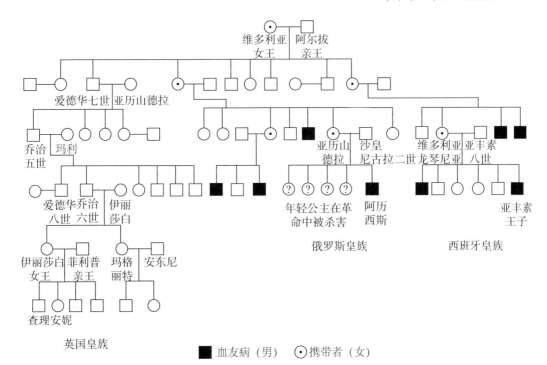

图 10-1　英国维多利亚女王血友病 A 家系谱

这是历史上一个著名的血友病 A 家系，其第一代致病基因携带者为 19 世纪英国的维多利亚女王，致病基因通过通婚而传到欧洲多个国家的皇室成员，因此血友病 A 又被称为"皇室病"

表 10-6　肌营养不良概述

基本要点	说明
遗传学	较常见的肌营养不良症有 Duchenne 型肌营养不良症（DMD）、Becker 型肌营养不良症（BMD）。DMD 为 X- 连锁隐性遗传，基因定位于 Xp21.2，长约 2 500 kb，包含近 80 个外显子，编码多肽链分子量为 427 000。平均每 3 300 个男婴中就有一例 DMD 患者，其中 1/3 为新突变所引起，2/3 为原有突变所引起
发病机制	多为缺失突变，缺失主要发生于 DMD 基因的 5′ 端或中央区域，导致 dystrophin 无法合成，骨骼肌和心肌细胞中肌细胞膜的结构完整性无法维持
临床表现	3 ～ 5 岁发病，初始症状表现为爬楼梯困难，特殊的爬起站立姿势；12 岁左右时已无法行走；一般于 20 岁左右死于呼吸衰竭和心力衰竭。BMD 和 DMD 属于同一种基因的同一类型的突变，但因其缺失的范围比较小，症状较 DMD 轻

（三）胶原蛋白病

胶原蛋白的结构及类型

富含甘氨脯氨酸，三股肽链盘绕成，蛋白类型有多种，具有较大伸展性。
结缔组织似水泥，胶原好比是钢筋。

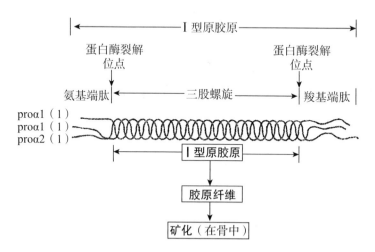

图 10-2　Ⅰ型胶原的结构及其功能

表 10-7　胶原蛋白的结构及类型

基本要点	
胶原蛋白结构	①由三条相同或不同的 α 多肽链（α_1、α_2、α_3）组成 ②α 链的氨基酸残基约有 1 000 个，特点是甘氨酸、脯氨酸及羟脯氨酸丰富 ③不含或很少含有色氨酸、酪氨酸及甲硫氨酸
胶原类型	①Ⅰ型胶原主要由 2 条 α_1 链和 1 条 α_2 链组成，主要存在于皮肤、肌腱和韧带中，具有很强的抗压能力 ②Ⅱ型胶原由 3 条 α_1 链组成。3 条 α 链均以右手超螺旋结构盘绕在一起形成原胶原分子，分布局限于透明软骨、椎骨髓髓核及玻璃体中，具有较强的抗压能力 ③Ⅲ型胶原由 3 条 α_1 链组成。3 条 α 链均以右手超螺旋结构盘绕在一起形成原胶原分子，Ⅲ型胶原广泛分布于伸展性较大的组织，如结缔组织、血管壁及胎盘等处 ④Ⅳ型胶原由 2 条 α_1 链和 1 条 α_2 链组成，再聚合成交叉结构的巨分子，主要分布于各种基膜之中

成骨不全

成骨不全四类型，骨质疏松骨畸形，Ⅰ型胶原有异常，常染显性遗传病。

表 10-8　成骨不全的遗传与临床特征

类型	临床特征	遗传方式	分子变化	遗传缺陷
Ⅰ型	轻型：蓝巩膜、易骨折但无骨畸形	AD	Ⅰ型胶原结构正常但量减少 50%	突变致 Proα1（Ⅰ）mRNA 合成量下降
Ⅱ型	围生致死型：严重骨折畸形、黑巩膜，生后一周内死亡	AD	Ⅰ型胶原结构变异（特别是羟基端）	编码甘氨酸的密码子突变（包括 α1 或 α2 基因）
Ⅲ型	进行性畸变：进行性骨畸变、畸形蓝巩膜、听觉丧失	AD	Ⅰ型胶原结构变异（特别是氨基端）	同Ⅱ型
Ⅳ型	正常巩膜性畸变：轻度畸形、矮小、听觉丧失	AD	同Ⅲ型	①同Ⅱ型 ②α2 基因外显子跳跃突变

成骨不全（osteogenesis imperfecta，OMIM#166200）是一组因Ⅰ型胶原异常而引起的遗传异质性疾病，患者表现为骨质疏松、易骨折并伴有骨骼畸形等症状。该病的患病率约为 1/15 000，是最常见的一种常染色体显性遗传病。成骨不全分为Ⅳ类型，较常见的是Ⅰ型和Ⅱ型

埃勒斯 - 当洛斯综合征

编码胶原基因变，表达胶原不合格，皮肤脆弱易伸展，关节松弛易脱位。

表 10-9　埃勒斯 - 当洛斯综合征

基本要点
遗传学：常染色体显性或隐性遗传，患病率约为 1/5000，包括各种临床亚型 EDS Ⅰ ～ EDS Ⅸ 等，其中 EDS Ⅳ 型病情最重
发病机制：Ⅰ型可能是编码Ⅴ型胶原纤维 α_1 链的基因 *COL5A1*、*COL5A2* 发生了突变；其他类型的 EDS 的突变基因可能是：Ⅳ型 EDS，*COL3A1*；Ⅵ型 EDS，赖氨酰羟化酶等
临床表现：典型的埃勒斯 - 当洛斯综合征症状是皮肤可过度伸展，柔软脆弱易碎；皮肤受伤后愈合差，形成特殊的"香烟纸"疤；关节亦可过度伸展，导致髋、肩、肘、膝或锁骨关节易于脱位和受伤

（四）受体蛋白病

家族性高胆固醇血症

显性遗传家族性，血中增高胆固醇，LDL 受体缺陷，心脑血管易受损。

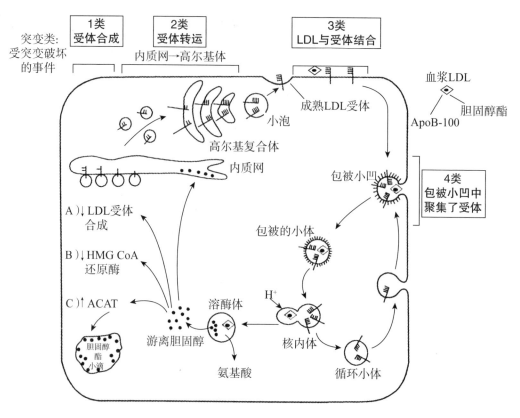

图 10-3　LDL 受体的细胞生物学功能及突变类型

ACAT：酰基辅酶 A 胆固醇酰基转移酶

家族性高胆固醇血症是由于细胞膜上的低密度脂蛋白（LDL）受体缺陷而致病。在正常情况下，LDL 与细胞膜上的 LDL 受体结合，通过内吞作用进入细胞，被溶酶体吞噬，为溶酶体酸性水解酶水解，释放出游离胆固醇。游离胆固醇在细胞内可激活脂酰辅酶 A，将游离胆固醇酯化；游离胆固醇同时可抑制细胞内的 β- 羟基 -β- 甲基戊二酰辅酶 A 还原酶，从而减少细胞内胆固醇的合成。本病患者由于 LDL 受体缺陷，致使血浆中的 LDL 不能进入细胞，并解除了细胞内胆固醇的反馈抑制，使细胞内胆固醇合成增加并进入血浆，加重血浆胆固醇的堆积

表 10-10　家族性高胆固醇血症概述

基本要点	说明
遗传学	家族性高胆固醇血症为常染色体显性遗传，LDL 受体基因定位于 19p13.1-p13.2。LDL 基因突变包括碱基替换、插入、缺失等，其中以碱基缺失较多见
发病机制	患者由于 LDL 受体缺陷，致使血浆中的 LDL 不能进入细胞，并解除了细胞内胆固醇的反馈抑制，使细胞内胆固醇合成增加并进入血浆，加重血浆胆固醇的堆积
临床表现	患者血浆中的胆固醇和甘油三酯增高，从而导致冠心病、心肌梗死等心血管疾病

膜转运蛋白病

转运蛋白在胞膜，均由基因来表达，表达蛋白质量差，相应疾病可引发。

表 10-11 膜转运蛋白病举例

疾病名称	遗传学	发病机制	临床表现
囊性纤维样变	本病分为三个亚型，Ⅰ型为常染色体隐性；Ⅱ型和Ⅲ型均为常染色体不完全隐性遗传	患者的肾小管及小肠黏膜上皮细胞的膜转运蛋白缺陷，使肾小管对胱氨酸、赖氨酸、精氨酸和鸟氨酸的重吸收障碍	患者血浆中这四种氨基酸的含量偏低，而尿液中的含量增高，导致尿路结石，引起尿路感染和绞痛等症状
先天性葡萄糖、半乳糖吸收不良症	染色体隐性遗传疾病	患者小肠上皮细胞转运葡萄糖、半乳糖的膜载体蛋白异常，致使葡萄糖和半乳糖吸收障碍，患者肠道内渗透压改变而使肠液增加，患者出现水样腹泻，腹泻的发生和程度与糖的进食时间与量有关，进食 24 小时后即可出现腹泻	婴儿喂食含葡萄糖和半乳糖的食物后随着腹泻加重继而出现脱水、营养不良等症状，但本病随着年龄增加对葡萄糖和半乳糖的耐受性会增加
胱氨酸尿症	基因定位于 7q31，Ⅰ型为常染色体隐性遗传；Ⅱ型和Ⅲ型均为常染色体不完全显性遗传	患者的肾小管及小肠黏膜上皮细胞的膜转运蛋白缺陷，使肾小管对胱氨酸等重吸收障碍	易引起尿路结石，导致尿路感染和绞痛等症状

表 10-12 常见的分子病类型

大类	小类	主要疾病	受累基因（位点）	遗传方式
血红蛋白病	异常血红蛋白病	镰状细胞性贫血	β 珠蛋白基因（11p15）	AD
		血红蛋白 M 病	β 珠蛋白基因（11p15）	AD
		不稳定血红蛋白病		不完全 AD
		氧亲和力异常血红蛋白病		AD
	地中海贫血	α 地中海贫血	α 珠蛋白基因（16pl3）	AD
		β 地中海贫血	β 珠蛋白基因（11p15）	AD
血浆蛋白病	凝血因子缺乏症	血友病 A	凝血因子Ⅷ *AHG* 基因（Xq28）	XR
		血友病 B	凝血因子Ⅸ *PTC* 基因（Xq27）	XR
		血友病 C	凝血因子Ⅺ *PTA* 基因（15q11）	AR
		血管性假性血友病	*vWF* 基因（12pter-p12）	AR

续表

大类	小类	主要疾病	受累基因（位点）	遗传方式
	抗凝血因子缺乏症	抗凝血酶Ⅲ缺乏症	AT Ⅲ基因（1q23）	AD
免疫缺陷病		无丙球蛋白血症 Bruton 型	*XLA* 基因（Xq21-q22）	XR
受体蛋白病	遗传性受体病	家族性高胆固醇血症	*LDL* 受体基因（19p13）	AD
膜蛋白病	肌膜蛋白病	假性肥大型肌营养不良症	*DMD* 基因（Xp21）	XR

二、先天性代谢病

（一）先天性代谢缺陷的共同规律

先天性代谢病的共同规律

先天代谢遗传病，酶有缺陷活性低，底物代谢难进行，堆积体内易致病，
产物减少或缺乏，相应症状可引起。酶的种类不相同，临床表现有多种。

表 10-13　先天性代谢缺陷的共同规律

基本要点	说明
酶缺陷与酶活性	①机体内，5%～10% 的酶活性即可使该酶所催化的代谢反应正常进行并维持底物和产物在适当的水平上 ②杂合状态下所残存的 50% 的活性能保证杂合体的正常代谢
底物堆积和产物缺乏	几乎所有因酶缺陷所引起的病理改变都直接或间接地与底物堆积或产物缺乏或兼而有之有关
底物分子的大小与性质	①大分子物质不易扩散，因此在酶缺陷时常堆积在某些组织、细胞或细胞器中，表现为局部性的 ②小分子物质则易于扩散，由酶缺陷所引起的堆积往往弥漫至全身多种组织、细胞而引起全身性病变
临床表型与酶缺陷	①某一基因的突变可导致多种不同的酶活性改变，表现为多种复杂的临床表型 ②同样的病理、临床特征可由多种不同的基因引发

（二）糖代谢缺陷病

糖代谢缺陷病

糖的代谢过程中，相关酶类有多种，酶的遗传性缺陷，
酶量减少功能损。糖的代谢不正常，相应疾病可发生。

半乳糖血症

缺乏 GPUT 酶，半乳糖在血积累。

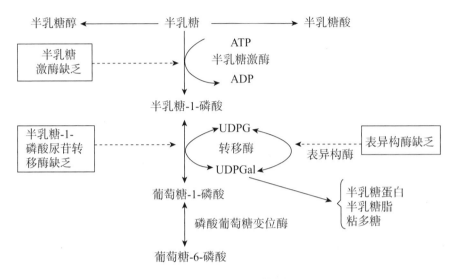

图 10-4　半乳糖代谢途径

表 10-14　半乳糖血症概述

	基本要点
遗传学	①常染色体隐性遗传，致病基因定位于 9p13（Gt^+） ②Gt^+ 突变后形成隐性致病基因（gt），gt 决定 GPUT 不能生成 ③另一突变基因（Gt^D）纯合体（$Gt^D Gt^D$）表型正常，GPUT 活性降低 ④发病率约为 1/50 000
临床表现	①患儿对乳糖不耐受，婴儿哺乳后呕吐、腹泻 ②出现白内障、肝硬化、黄疸、腹腔积液等 ③智力发育不全
发病机制	①患者由于 GPUT 基因缺陷而使该酶缺乏，导致半乳糖和 1- 磷酸半乳糖在血中累积，部分随尿排出 ②1- 磷酸半乳糖在脑组织累积可引起智力障碍 ③在肝累积可引起肝损害，甚至肝硬化 ④在肾累积可致肾功能损害，引起蛋白尿和氨基酸尿 ⑤半乳糖可生成半乳糖醇，影响晶状体代谢而致白内障

半乳糖血症的三种亚型的临床症状的比较

半乳糖症有三种，临床症状各不同。

表 10-15　三种半乳糖血症亚型的临床症状比较

半乳糖血症 I 型（半乳糖 -1- 磷酸尿苷酰转移酶缺乏）	半乳糖血症 II 型（半乳糖激酶缺乏）	半乳糖血症 III 型（尿苷二磷酸半乳糖 -4- 表异构酶缺乏）
半乳糖尿	半乳糖尿	无临床症状或类似经典半乳糖血症
白内障	白内障	
黄疸	黄疸不常有	
肝大	肝大不常有	
智力障碍	智力障碍不常有	
氨基酸尿	无氨基酸尿	
蛋白尿	无蛋白尿	
拒食和呕吐	脑假瘤	
倦怠		
偶有腹泻		
肌张力低		
生长障碍		

葡萄糖 -6- 磷酸脱氢酶缺乏症（G6PD）

蚕豆病

药物感染吃蚕豆，脸白眼黄腹痛呕。溶血征象 Hb 尿，G6PD 酶不足。
激素补血碱化尿，大量饮水防再诱。

表 10-16　葡萄糖 -6- 磷酸脱氢酶缺乏症概述

	基本要点
遗传学	① X 连锁不完全显性遗传病。基因定位于 Xq28 ② G6PD 缺乏症的分布是世界性的，我国主要分布在长江以南 ③ 发病率约 3.3%，广东汉族人可达 8.6%，北方各省较少见
发病机制	① G6PD 活性或稳定性显著减弱，红细胞内葡萄糖通过磷酸戊糖旁路的代谢减弱，影响 GSH 的生成，致使红细胞膜抗氧化损伤的功能降低

续表

基本要点
②同时 GSH 的生成减少，使 H_2O_2 等过氧化物含量增加，使血红蛋白 β 链第 93 位半胱氨酸的巯基氧化，使血红蛋白的 4 条肽链解开，血红蛋白变性成为 Heinz 小体 ③含有 Heinz 小体的红细胞变形性较低，不易通过脾或肝窦而被阻留破坏，最终引起血管内和血管外溶血

G6PD 在临床上主要表现为一组溶血性疾病，包括"蚕豆病"、药物性溶血、新生儿黄疸、某些感染性溶血等

糖原贮积症

糖原代谢酶缺陷，糖原贮积而引起。临床类型有多种，累及神经心肝肌。

表 10-17 糖原贮积症（GSD）的几种类型

类型	OMIM	缺陷的酶	基因定位	症状
GSD Ⅰa	232200	葡萄糖 -6- 磷酸酶	AR, 17q21	肝肾大、低血糖、酸中毒、生长迟缓
GSD Ⅰb	232220	微体葡萄糖 -6- 磷酸转运	AR, 11q23	同 Ⅰa 型，还伴粒细胞减少或功能障碍
GSD Ⅰc	232240	微体磷酸吡咯转运	AR, 11q23	同 Ⅰa 型，还伴粒细胞减少或功能障碍
GSD Ⅱ	232300	α-1,4- 葡糖苷酶	AR, 17q25.2	心力衰竭、肌无力、巨舌
GSD Ⅱb	300257	α-1,4- 葡糖苷酶	XR, Xq24	心力衰竭、肌无力、低智
GSD Ⅲ	232400	淀粉 -1,6- 葡糖苷酶	AR, 1p21	与 Ⅰ 型相似，但症状较轻
GSD Ⅳ	232500	淀粉 -（1,4、1,6）转葡糖苷酶	AR, 3p12	肝脾大，肝硬化
GSD Ⅴ	232600	肌磷酸化酶	AR, 11q13	肌无力，肌痉挛
GSD Ⅵ	232700	肝磷酸化酶	AR, 14q21-q22	低血糖症，生长迟缓
GSD Ⅶ	232800	肌磷酸果糖激酶	AR, 12q13.3	肌痉挛，肌无力，肌痛
GSD Ⅷ	306000	磷酸化酶 b 激酶 PHKA2 基因突变	XR, Xq12-13	轻型低血糖，肝大、生长迟缓。胆固醇、三酰甘油升高、白内障
GSD Ⅸ	604549	磷酸化酶 b 激酶 PHKB 及 PHK G2 基因突变	AR, 16p12.1-p11.2	肝大，饥饿性低血糖

黏多糖贮积症

黏糖代谢酶缺陷，黏糖贮积而致病，临床类型有多种，症状表现各不同。

表 10-18　黏多糖贮积症（MPS）的几种类型

类型	临床表现	酶缺乏	尿中过量的 MPS	遗传方式
MPS Ⅰ-H（Hurler 综合征）	角膜混浊、侏儒、骨骼异常、关节僵硬，智能发育不全，10 岁前死亡	α-L- 艾杜糖苷酸酶	硫酸皮肤素 硫酸乙酰肝素	AR
MPS Ⅰ-S（Scheie 综合征）	角膜混浊，可有关节僵硬，主动脉瓣病，智力及寿命正常	α-L- 艾杜糖苷酸酶	硫酸皮肤素 硫酸乙酰肝素	AR
MPS Ⅰ-H/ Ⅰ-S（Hurler/Scheie 复合综合征）	介于 Ⅰ-H 和 Ⅰ-S 之间	α-L- 艾杜糖苷酸酶	硫酸皮肤素 硫酸乙酰肝素	AR
MPS Ⅱ-A 型（Hurler 综合征重型）	无角膜混浊，症状较 Ⅰ-H 轻，通常 15 岁前死亡	硫酸艾杜糖醛酸硫酸酯酶	硫酸皮肤素 硫酸乙酰肝素	XR
MPS Ⅱ-B 型（Hurler 综合征轻型）	轻微角膜混浊，智力尚可，可活到 30～60 岁			
MSP Ⅲ-B（Sanfilippo B 综合征）	躯体改变较轻，中枢神经受损严重	N- 乙酰 α- 氨基葡糖苷酶	硫酸乙酰肝素	AR
MPS Ⅳ 型（Morquio 综合征）	特殊类型严重骨骼变化，角膜混浊，主动脉反流	硫酸软骨素硫酸 N- 乙酰己糖胺硫酸酯酶	硫酸角质素	AR
MPS Ⅴ 型	以前指 Scheie 综合征			
MPS Ⅵ 型（Maroteaux-Lamy 综合征）	严重骨骼变化，角膜改变，心瓣膜病，白细胞有包涵体，智力正常。轻型症状轻微	芳香基硫酸酯酶 B	硫酸皮肤素	AR
MPS Ⅶ 型（Sly 综合征）（β- 葡萄糖苷酸酶缺乏症）	肝脾大，多发性骨发育不全，白细胞有包涵体，智力落后	β- 葡萄糖苷酸酶	硫酸皮肤素	AR

（三）氨基酸代谢遗传病

📖 氨基酸代谢遗传病概况

基因受损表达障，先天缺乏某种酶，氨酸代谢有障碍，相应疾病会出现。

📖 苯丙酮尿症

弱智易惊肌力高，黄发白肤霉臭尿，三氯化铁验尿阳，苯丙氨酸血中高，
控制摄入此氨酸，6 岁以前饮食调。

📖 白化病

隐性遗传白化病，基因定位十一扣（11q）。酪氨酸酶因缺乏，不能合成黑色素，
皮肤毛发白而浅，眼睛怕光无色素。

📖 尿黑酸症

尿黑酸症家族性，先天代谢缺陷病，尿中含有尿黑酸，沉积体内黄褐病。

表 10-19　氨基酸代谢遗传病的几种类型

疾病名称	遗传学	发病机制	临床表现
典型苯丙酮尿症	常染色体隐性遗传性氨基酸代谢病，致病基因已定位于 12q24.1，国外发病率为 1/4 500 ～ 1/100 000，我国发病率约为 1/16 500	PKU 患者由于肝内苯丙氨酸羟化酶（PAH）缺乏，苯丙氨酸不能转变为酪氨酸而转变为苯丙酮酸和苯乳酸并在体内累积，并导致血液和尿液中苯丙氨酸及其衍生物排出增多	①精神发育迟缓 ②皮肤、毛发和虹膜色素减退，头发呈赤褐色，癫痫，湿疹 ③特殊的鼠样臭味尿
白化病	常染色体隐性遗传，致病基因定位于 11q14-q21	①由于酪氨酸酶缺乏，不能有效地催化酪氨酸转变为黑色素前体，最终导致代谢终产物黑色素缺乏而呈白化 ②完全不能合成黑色素者为白化病 I 型，最为常见 ③能部分合成黑色素者为白化病 II 型	①患者全身皮肤、毛发、眼睛缺乏黑色素，全身白化，终身不变 ②患者眼睛视网膜无色素，虹膜和瞳孔呈淡红色，羞明怕光，眼球震颤，常伴有视力异常 ③患者对阳光敏感，暴晒可引起皮肤角化增厚，并诱发皮肤癌
尿黑酸症	孟德尔隐性遗传，具有家族聚集现象。属于"先天性代谢缺陷"病	尿黑酸尿症患者的尿中含有尿黑酸（alkapton），曝光后可变为黑色的物质。婴儿期就可表现出来，成年时由于尿黑酸大量沉积于关节与软骨外，使关节变形	一般无明显临床表现，严重时可出现关节炎，并发心脏病

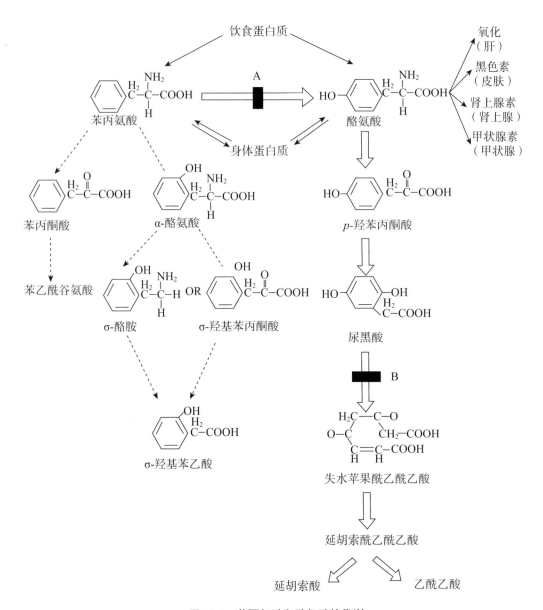

图 10-5 苯丙氨酸和酪氨酸的代谢

A：苯丙氨酸羟化酶缺乏导致苯丙酮尿症；B：由于尿黑酸氧化酶缺乏导致尿黑酸尿症

苯丙氨酸（phenylalanine）是人体必需的氨基酸，被用于制造黑色素、甲状腺素和肾上腺素等。代谢的每一步酶缺乏均可引起相关的疾病

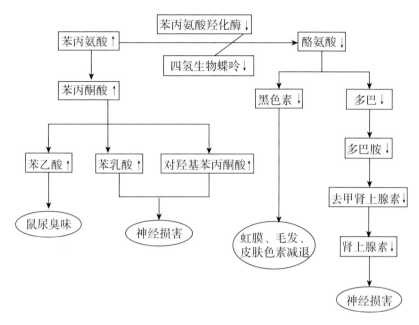

图 10-6　苯丙酮尿症的发病机制

（四）核酸代谢遗传病

核酸代谢遗传病概况

核酸代谢相关酶，或者缺乏或缺陷，核酸代谢有障碍，相应疾病临床见。

表 10-20　核酸代谢遗传病的几种类型

疾病名称	遗传学	发病机制	临床表现
次黄嘌呤鸟嘌呤磷酸核糖转移酶缺陷症	①0本症呈 X 连锁隐性遗传，基因定位于 Xq26-q27.2 ②患者均为男性，患者的母亲为致病基因携带者	① HGPRT 是体内核酸补救合成途径的关键酶 ②酶的缺陷使次黄嘌呤、鸟嘌呤向相应核苷酸的转化受阻，底物在体内堆积，特别是在神经系统中的堆积，进而引起发病	①患儿发作性地用牙齿咬伤自己的指尖和口唇 ②或将自己的脚插入车轮的辐条之间，患儿的知觉是正常的，一边由于疼痛而悲叫，一边仍继续这种自残行为
着色性干皮病	①常染色体隐性遗传病 ②本病可分为 XPA ～ XPG7 型，目前已克隆出 XPA、XPB、XPC、XPD 的基因，其中 XPA 定位于 9q34.1，XPB 定位于 2q21 ③发病率约 1/25 万	患者体内缺乏核酸内切酶，从出生后到青少年期均可发病	①皮肤对阳光过敏，日照后可出现红斑、水肿、色素沉着、干燥、角化过度及萎缩等皮损 ②有些患者智能落后，感音性耳聋及共济失调 ③易患基底细胞癌、鳞癌、恶性黑色素瘤等 ④均伴有免疫系统的异常

（五）脂类代谢遗传病

🐦 神经鞘脂累积症

基因突变能遗传，先天缺乏某种酶，神经鞘脂代谢障，代谢产物积体内。

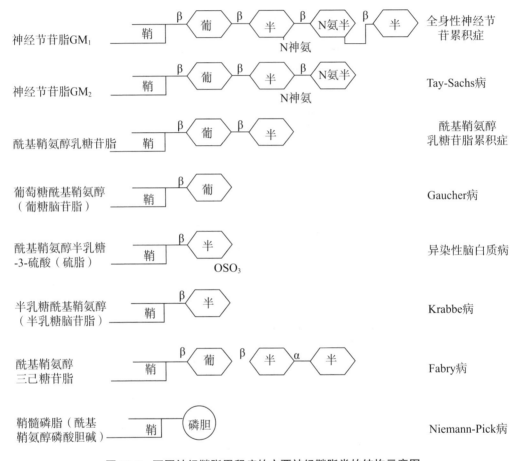

图 10-7 不同神经鞘脂累积症的主要神经鞘脂类的结构示意图

鞘：酰基鞘氨醇（ceramide）

葡：葡萄糖

半：半乳糖

磷胆：磷酸胆碱（phosphorylcholine）

N 神氨：N- 乙酰神经氨酸（N-acetylneuraminic acid）

N 氨半：N- 乙酰胺基半乳糖（N-acetylgalactosamine）

神经鞘脂累积症的若干代表性病种。神经鞘脂（sphingolipid）的基本结构是酰基鞘氨醇（ceramide），后者系由鞘氨醇（sphingol，sphingosine）与脂肪酰长链相接而成。在鞘氨醇的第一位碳上可接上其他残基，构成神经鞘脂类化合物。如接上磷酸和胆碱，即为鞘髓磷脂（sphingomyelin），存在于脑和神经组织中。如接上葡萄糖，则为葡萄糖脑苷脂（glucocerebroside）。在接上多糖链后还可再接上 1 个或 1 个以上的 N- 乙酰神经氨酸（N-ace-tyl-neuraminic acid）［一种唾液酸（sialic acid）］，即为神经节苷脂（ganglioside）。脑苷脂和神经节苷脂均为糖脂（glycolipid），是神经髓鞘和膜结构的组成成分。正常情况下，神经鞘脂通过溶酶体中特异性水解酶水解而逐步分解，如特异性水解酶缺失，将使中间产物累积而致病

表 10-21 神经鞘脂累积症的几种类型

疾病名称	缺乏的酶	累积物	主要症状
全身性神经节苷脂累积症	β-半乳糖苷酶	GM1	精神运动障碍，癫痫，失明。视网膜樱桃斑
Gaucher 病 [1]	葡糖脑苷脂酶	酰基鞘氨醇三己糖苷脂	肝脾肿大，骨髓等组织中有 Gaucher 细胞
Tay-Sachs 病（黑矇性白痴）[2]	氨基己糖苷酶 A		重度精神运动障碍，癫痫，失明。视网膜樱桃斑
酰基鞘氨醇乳糖苷脂累积症	酰基鞘氨醇乳糖苷酯 β-半乳糖苷酶	葡糖脑苷脂	临床症状各异
Sandhoff 病	氨基己糖苷酶 A，B	GM2（Ⅱ型）	同 Tay-Sachs 病，肝脾大，心肌病
Fabry 病	α-半乳糖苷酶		血管角化瘤，角膜浑浊，肢端感觉异常，肾及心血管功能不全
Krabbe 病	半乳糖脑苷脂酶	半乳糖脑苷脂	重度神经运动障碍性痉挛，发音迟滞
异染性脑白质病	芳香基硫酸脂酶 A	酰基鞘氨醇半乳糖 -3- 硫脂硫酸	同上，进行性变性
Niemann-Pick 病	鞘髓磷脂酶	鞘髓磷脂	重度精神运动性障碍，视网膜樱桃斑，肝脾大，骨髓可见泡沫细胞等

[1]Gaucher 病为常染色体隐性遗传病，葡糖脑苷脂酶是一种酸性 β- 葡萄糖苷酶，定位于 1q21。已检出的几种突变型

[2]Tay-Sachs 病患者由于基因编码氨基己糖酶 A α 亚单位的基因突变，酶活性缺失而不能使神经节苷脂降解而堆积所致

（六）先天性代谢缺陷引起的罕见遗传病的治疗

罕见的先天性代谢缺陷病

先天代谢有缺陷，引起罕见遗传病，少数疾病可治疗，身体状况可改进。

表 10-22 目前我国可治性罕见遗传病及其治疗方法

疾病名称	OMIM	缺陷	治疗方法
典型、非典型苯丙酮尿症	261600	苯丙氨酸羟化酶、二氢蝶啶还原酶	低苯丙氨酸饮食 / 奶粉，补充 BH4、L- 多巴、5-羟色胺、卡比多巴
酪氨酸血症	276700	延胡索酰乙酰乙酸酶	低苯丙氨酸、酪氨酸饮食，补充 1, 3- 环己二酮

续表

疾病名称	OMIM	缺陷	治疗方法
高氨血症 I 型	311250	氨甲酰磷脂合成酶	饮食治疗，补充精氨酸、瓜氨酸、苯甲酸钠
枫糖尿症	248600	支链 α-酮酸脱氢酶	限制亮氨酸/异亮氨酸/缬氨酸的饮食，限制总蛋白摄入量，补充维生素 B_1
同型半胱氨酸尿症	236200	胱硫醚合成酶	限制甲硫氨酸的摄入，补充胱氨酸及甜菜碱，补充维生素 B_6、B_{12} 及叶酸
肝豆状核变性	277900	铜转运 ATP 酶 2	低铜饮食，减少肠道铜吸收，青霉胺治疗，促进排铜
多种羧化酶缺陷病	253260	生物胞素酶（Biotinidase）	补充生物素
糖原累积症 II 型	232300	α-1, 4-葡糖苷酶	Myozyme 的酶替代治疗
黏多糖病 I H 型	252800	α-艾杜糖醛酸酶	Aldurazyme 的酶替代治疗，骨髓移植，脐血干细胞移植
黏多糖病 I S 型	607016	α-艾杜糖醛酸酶	Aldurazyme 的酶替代治疗，骨髓移植，脐血干细胞移植
Gaucher 病	230800	β-葡萄糖苷酶	Cerezyme 的酶替代治疗，骨髓移植
Fabry 病	301500	α-半乳糖苷酶	Fabrazyme 的酶替代治疗
甲基丙二酸尿症（cblA 型）	251100	甲基丙二酸单酰辅酶 A 变位酶等	限制蛋白质的摄入，给予大剂量维生素 B_{12}
原发性肉碱缺乏症	212140	涉及肉碱代谢的酶	补充左旋肉碱

第十一章　多基因遗传病

多基因遗传病的特点

多基因性遗传病，发病具有四特征：患者家族多聚集，亲缘系数有关系，种族之间有差异，近亲婚配易发病。

表 11-1　多基因遗传病的特点

基本要点	说明
家族聚集现象	患者家族成员的发病率高于群体发病率（0.1% ~ 1%），但在系谱中，不符合任何一种单基因遗传病的遗传方式，患者一级亲属发病率为 1% ~ 10%，远低于单基因遗传病患者一级亲属 1/2（显性遗传病）或 1/4（隐性遗传病）的发病风险
发病率与患者亲属级别（亲缘系数）有关	与患者亲缘系数相同的亲属有相同的发病风险；相反，随着亲属级别的降低，患者亲属的发病风险迅速降低，群体发病率越低的疾病，这种趋势越明显
群体发病率存在种族（民族）差异	不同的种族（民族）有不同的遗传基础
婚配影响患病风险	近亲婚配时，子女的患病风险高于随机婚配时子女的患病风险，但不如常染色体隐性遗传病那样显著

一、精神分裂症

精神与裂症发病情况及其临床特征

常见精神分裂症，城市较高发病率，女性发病多于男，临床类型有多种。

表 11-2　精神分裂症发病情况及其临床类型

	说明
发病情况	①精神分裂症是一种较为常见的、病因不明的精神障碍性疾病 ②终生发生率为 1%，社会负担居各类疾病的第四位（据 WHO 资料） ③城乡之间发病率有差异，城市居民发病率（7.11%），明显高于农村（4.26%）。女性发生率高于男性（比例为 1.6：1）
临床类型	①联想障碍 ②情感淡漠、情感不协调 ③意志活动减退或缺乏 ④幻觉、妄想和紧张症症候群 ⑤缺乏自知力

🖋 精神分裂症发生的遗传因素

精神分裂症发病，遗传因素高比重，病人胞内染色体，异常类型有五种，

相关基因有多处，均与疾病有关系。

表 11-3　精神分裂症的遗传因素

基本要点	说明
遗传率高	精神分裂症是一种非经典的孟德尔遗传的多基因遗传病，其遗传率约为 70% ~ 85%
发病有一定的环境因素	如妊娠期间病毒感染、出生时并发窒息以及社会环境等
患者染色体异常类型	①脆性染色体畸变，发现的脆性位点有 8q24 和 19p13 ②相互易位：t（1;7）（p22;q22） ③部分三体：异常片段在 5q11-q13、5p14.1 以及 8 号三体 ④倒位异常：9p11-9q13、4p15.2-q21 ⑤缺失异常：22q11.1、5q21-q23.1
与多种基因的多态性和基因突变存在关联性	
DRD 基因	① *DRD2* 基因位于 11q22.1-22.3，在日本人和英国白人中则发现精神分裂与 *DRD2* 基因第 141 位 C 碱基缺失有关 ② *DRD3* 基因位于 3q13.3，研究表明，*DRD3* 的 Ser/Gly Bal Ⅱ 限制性片段多态性与精神分裂症发生有相关性 ③ *DRD4* 基因位于 11p15.5，与 *DRD2* 和 *DRD3* 都有明显的同源性，*DRD4* 第 521 位 C→T 多态性以及第 3 外显子 48 bp 重要片段的多态性显示与精神分裂症的微弱关联
5-HTR2A 基因	*5-HTR2A* 基因定位于 13q14，该基因可能与精神分裂症的病理变化有关
KCNN3 基因	① 1996 年，Kohle 等从人脑和小鼠脑中分离出编码一种较小的钙激活钾离子通道蛋白的 cDNA 家族，将该家族三个成员分别命名为 *KCNN1*、*KCNN2* 和 *KCNN3* ② Chandy 等鉴定了人类的 KCNN3 的 cDNA，其基因编码 731 个氨基酸长度的多肽链，在基因内靠近 5' 端的区域含有两个 CAG 三核苷酸重复序列，第 2 个 CAG 重复序列的多态性最常见 ③精神分裂症患者中较长 CAG 重复等位片段的频率显著高于正常人，*KCNN3* 基因较长的 CAG 重复片段与精神分裂症之间存在中等强度的相关。但也有资料不支持这个结论
HLA	HLA 可能参与精神分裂症的发病过程，HLA-A1、-A2、-A9、-B5、-CW4、-DR8 等与精神分裂症呈正相关，HLA-DR4、-DQB1 与精神分裂症呈负相关

二、糖尿病

糖尿病的临床特征

胰岛素泌量不足，组织敏感性降低，血糖增高尿阳性，三多一少易确诊[1]。

[1] 三多一少是指吃得多、喝水多、尿量多、体重减少

表 11-4　糖尿病概述

基本要点	说明
发病机制	胰岛病变致胰岛素分泌缺乏或延迟，抗胰岛素抗体产生，胰岛素受体缺陷或受体靶组织对胰岛素敏感性降低等构成糖尿病发病的主要环节
临床表现	以慢性血糖升高为特征的碳水化合物、蛋白质、脂肪代谢紊乱的综合征
分类	① 1 型糖尿病：属于自身免疫性疾病。患者由于胰岛 β 细胞膜上 HLA-Ⅱ类基因异常表达，使得 β 细胞成为抗原递呈细胞，在环境因素（病毒感染等）作用下，免疫反应被激活，产生自身抗体，导致胰岛细胞炎症，演变而成为糖尿病
	② 2 型糖尿病：多为植物神经类型，表现为副交感神经张力增加，交感神经张力减弱，导致低血糖倾向及多吃、肥胖。2 型糖尿病患者随年龄增长，出现胰岛 β 细胞数目减少，胰岛素分泌缺陷或终末器官对胰岛素产生抗性，导致糖尿病

糖尿病的类型

糖尿病分两类型，两者之间有差异。

表 11-5　1 型糖尿病和 2 型糖尿病的主要特征

主要特征	1 型糖尿病	2 型糖尿病
发病年龄	通常小于 40 岁	通常大于 40 岁
胰岛素分泌	无	部分有
胰岛素抵抗	无	有
自身免疫	有	无
肥胖	不常见	常见
同卵双生一致性	0.35 ~ 0.50	0.90
同胞再发风险	1% ~ 6%	15% ~ 40%

糖尿病发生的遗传因素

糖尿病分两类型，遗传因素多基因。

表 11-6　糖尿病发生的遗传因素

类型	遗传因素
1 型糖尿病的发病	①采用患病同胞分析方法，用分布在整个基因组上的 290 个遗传标志（平均间距 11 cM）进行基因组扫描。在 55 000 个筛查的基因型中，患病同胞对显示显著共有标志者存在于 20 个不同染色体区，其中 10 个候选区显示共有标志的显著性（$P < 0.005$） ②经分析可见 HLA 多态性对 *IDDM1* 基因座有强烈易感效应 ③同时又查出两个可信的新确定的基因座位：*IDDM4* 和 *IDDM5*
2 型糖尿病的发病	①异质性很强的多基因遗传病，并且受环境因素的重要影响 ②对 2 型糖尿病易感基因的研究目前主要采用两种方法，即候选基因法和以基因组扫描为基础的定位克隆法 ③目前国际上已经研究过近 250 多种候选基因，但只发现少数几个在特殊的糖尿病类型中呈现一定的相关性 ④Mahtani 在观察分析芬兰地区的 2 型糖尿病家系中发现，12q 的 D12S1349 存在 2 型糖尿病易感基因，并命名为 *NIDDM2* ⑤载脂蛋白 A2 被认为是 2 型糖尿病的候选基因 ⑥在 20 号染色体长臂上存在许多重要的 2 型糖尿病的候选基因，已报道的有肝细胞核因子 4a、磷酸烯醇式丙酮酸羧激酶基因、agouti 信号传导蛋白质、HNF-3β、磷脂酶 C-G1 和 CCAAT 增强子结合蛋白 B 等

三、原发性高血压

原发性高血压的临床特征

高血压分早晚期，晚期累及脑心肾。

表 11-7　原发性高血压的临床表现

	说明
早期	患病早期的临床症状往往不很明显，体检时才发现有高血压。临床上常见的症状有头痛、头晕、头胀、耳鸣、眼花、健忘、失眠、乏力和心悸等一系列神经功能失调的表现。症状的轻重和血压的高低不成比例
晚期	晚期累及脑、心和肾器官后，可出现头痛，暂时性失语，肢体运动不便，以至呕吐、偏瘫、昏迷和大小便失禁等脑组织损害表现。血压长期升高致左心室出现代偿性肥厚和扩大，出现气促，以至急性肺水肿等；以及多尿、夜尿、蛋白尿和水肿，甚至尿毒症等肾功能不全的表现。眼底早期可见眼底视网膜细小动脉痉挛或轻中度硬化，到晚期可见有出血及渗出物和视神经乳头水肿

原发性高血压的遗传因素

原发性的高血压，强烈遗传异质性，遗传因素很重要，相关基因有多种。

表 11-8　原发性高血压的遗传因素

基本要点	说明
遗传因素的重要性	原发性高血压是多基因、多因素引起的具有很强遗传异质性的疾病。遗传因素在原发性高血压发病中起重要作用，个体间血压水平的变异 30% ～ 70% 归因于遗传因素。原发性高血压发病具有明显家族聚集性，而不同种族或民族群体间原发性高血压患病率差异很大。据报道，原发性高血压某些生化特征的遗传率为 65% ～ 80%
单基因遗传性高血压	已筛选出 150 多个基因编码的蛋白质，通过肾素 - 血管紧张素 - 醛固酮系统、G 蛋白信号传导系统、去甲肾上腺、离子通道和免疫 - 炎症系统，分别从血压生理、生化、代谢等途径参与血压调节机制，是目前被广泛研究的原发性高血压候选基因，已定位的原发性高血压候选基因（位点）包括：*ECE1*（1p36.12）、*RGS5*（1q23.3）、*ATP1B1*（1q24.2）、*SELE*（1q24.2）、*AGT*（1q42.2）、*HYT3*（2p25-p24）、*AGTR1*（3q24）、*ADD1*（4p16.3）、*HYT6*（5p13-q12）、*CYP3A5*（7q22.1）、*NOS3*（7q36.1）、*GNB3*（12p13.31）、*HYT4*（12p12.2-p12.1）、*HYT2*（15q）、*HYT1*（17q）、*NOS2A*（17q11.2）、*PNMT*（17q12）、*HYT5*（20q11-q13）和 *PTGIS*（20q13.13）等
多基因遗传性高血压	①肾素 - 血管紧张素系统的基因：*AGT*、*AGTR1*、*REN*（1q32）、*ACE*（17q23）、*AGTR2*（Xq23）等 ② 水盐代谢基因：*ADD1*、*GNB3*、*SCNN1B*（16p12.2）、*SLC9A3*（5p15.33）、*HSD11B2*（16q22）、*NPPA*（1p36）、*NPR1*（1q21-q22）、*NPRC*（2q24-qter）等 ③儿茶酚胺 - 肾上腺素能系统的基因：*PNMT*、*ADRB2*（5q32）、*ADRB3*（8p12-p11.2）、*DBH*（9q34）和 *TH*（11p15.5）等 ④影响糖、脂蛋白代谢的基因：*LPL*（8p22）、*APOB*（9q34）、*INSR*（19p31.2）等 ⑤调节血管功能的基因：*NOS2A*、*NOS3*、*KLK1*（19q13.33）等 ⑥其他高血压相关基因：*EDN1*（6p24.1）、*GSTM3*（1p13.3）、*PTPN1*（20q13-q13.2）、*GCCR*（5q31.3）、*LEPR*（1p31）、*CALCA*（11p15.2-p15.1）、*CALCB*（11p15.2-p15.1）和线粒体 tRNA4263A-G 点突变等

四、哮喘

哮喘的临床特征

支气管肌强痉挛，呼气困难哮鸣音，典型哮喘有三性：反复、弥漫、可逆性。

并发慢支、肺气肿，外源内源两类型。

表 11-9　哮喘的临床特征

基本要点	说明
疾病性质	哮喘是以过敏原或非过敏原因素引起的支气管反应性增高的疾病，通过神经体液导致气道可逆性的痉挛、狭窄
临床表现	发作时带有哮鸣音的呼气性呼吸困难，可持续数分钟至数小时，可自行或治疗后缓解，严重时持续数日或数周，反复发作
并发症	长期反复发作的哮喘将并发慢性支气管炎或肺气肿
分类	①外源性哮喘：常于幼年发病，具有明显的过敏原多态反应史 ②内源性哮喘：常于成年发病，支气管迷走神经反应性增高，倾向于常年发作，且较为严重
主要病变	各型哮喘共同的支气管病理改变主要为支气管平滑肌痉挛、黏膜水肿及炎细胞浸润，管壁腺体过度分泌入管腔形成黏液栓，从而引起支气管阻塞
发病机制	一般认为，外源性哮喘的产生与免疫反应异常有关，而内源性哮喘多为植物神经功能紊乱所致

哮喘发生的遗传因素

哮喘发生遗传性，多个基因有关系。

表 11-10　哮喘发生的遗传因素

基本要点	说明
哮喘是一种复杂的多基因病	哮喘的发生、发展由宿主遗传易感性和环境暴露相互作用所决定，有家族聚集性的特点
多条染色体的基因与哮喘相关	主要在 5q、6p、11q、12q、14q、19q 等
过敏性哮喘与特应性体质有密切关系	特应性体质者的 IgE 高亲和力受体基因定位于 11q13；对一过敏性哮喘的大家系用遗传标志 D11S533 做连锁分析，lod 计分 > 1，其易感主基因可能定位于 11q13-q13.4；位于 14q11.12 的 T 细胞受体 λ 链基因区中有调节 IgE 反应的基因，也可能与哮喘有关
其他因素	气道高反应性是哮喘的一个标志，并是较强的危险因素。β2-肾上腺素受体 *ADRB2* 基因第 16 位和 27 位核苷酸发生突变，与哮喘的一些临床特征有关，包括气道高反应性

哮喘发生的环境因素

哮喘疾病之发生，环境因素有多种，哮喘类型不相同，诱发因素也不同。

表 11-11　哮喘发生的环境因素

基本要点	说明
哮喘类型	不同类型的哮喘其发生的诱因及环境因素也有差异
引起哮喘的过敏原	①外源性哮喘的过敏原包括患者吸入的花粉、屋尘螨、真菌孢子，食入的鱼虾、蚧、奶，接触的某些药物
	②引起感染性哮喘的主要原因是呼吸道病毒、细菌、真菌的感染，可促发或加重哮喘发作，引起Ⅰ、Ⅱ、Ⅲ型变态反应
	③职业接触了动植物或化学性粉尘、棉絮、谷、煮尘、蘑菇尘、蓖麻籽、动物皮毛、有机磷农药、塑料、油漆、化工原料等
	④药物性哮喘的药物有阿司匹林、抗生素、抗毒血清、酶制剂等化学药物和生物制品。这些药物引起的是Ⅰ或Ⅲ型变态反应
	⑤运动后哮喘，一般发生在曾有哮喘或无哮喘史者。多见于儿童或青年，在激烈运动停止 2～5 分钟可发生持续数分钟至数小时的哮喘
	⑥神经精神性哮喘患者，常因为情绪激动，促发迷走神经兴奋而引起哮喘

第十二章　线粒体疾病

一、线粒体病的概念及疾病过程中的变化

线粒体病概况

线粒体病线粒体，结构破坏、功能低。分子病理查细胞，敏感指标线粒体。

表 12-1　线粒体病概述

基本要点	说明
概念	①以线粒体结构和功能异常为主要病因的一大类疾病称为线粒体病 ②除线粒体基因组缺陷可直接导致的疾病外，编码线粒体蛋白的核 DNA 突变也可引起线粒体病，但这类线粒体病表现为孟德尔遗传方式 ③另一类线粒体病可能涉及 mtDNA 与 nDNA 的共同改变，是基因组间交流的通讯缺陷
疾病中的变化	①对外界环境因素的变化很敏感：一些环境因素的影响可直接造成线粒体功能的异常 ②形态变化：在疾病过程中，线粒体会发生凝集、肿胀和融合等变化 ③一些细胞病变中，可看到线粒体中累积大量的脂肪和蛋白质；有时可见线粒体基质颗粒大量增加，这些物质的充塞往往影响线粒体功能，甚至导致细胞死亡 ④线粒体常作为细胞病变或损伤时最敏感的指标之一：是分子细胞病理学检查的重要依据

二、线粒体疾病的分类

线粒体疾病的类型

分类方法有两种，根据病机分五类。根据遗传分三类，线体、胞核、DNA。

表 12-2　线粒体疾病的分类

分类	举例
底物转运缺陷	肉碱棕榈酰基转移酶（CPT）缺陷 肉碱缺陷（肉碱转运体缺陷）
底物利用缺陷	丙酮酸脱氢酶复合体（PDHC）缺陷 β-氧化缺陷

续表

分类	举例
Krebs 循环缺陷	延胡索酸酶缺陷 乌头酸酶缺陷 α- 酮戊二酸脱氢酶缺陷
电子传递链缺陷	复合体Ⅰ、Ⅴ 复合体Ⅱ 复合体Ⅲ 复合体Ⅳ 复合体Ⅰ、Ⅲ、Ⅳ联合缺陷
氧化磷酸化偶联缺陷	Luft 病 复合体Ⅴ缺陷

表 12-3 线粒体疾病的遗传分类

缺陷位置	遗传方式	遗传病及其特征	生化分析
nDNA 缺陷			
组织特异基因	孟德尔式	组织特异综合征	组织特异单酶病变
非组织特异基因	孟德尔式	多系统疾病	广泛性酶病变
mtDNA 缺陷			
点突变	母系遗传	多系统、杂质	特异单酶病变 广泛性酶病变
缺失	散发	PEO、KSS、Pearson	
nDNA 和 mtDNA 联合缺陷			广泛性酶病变
多发性 mtDNA 缺失	AD/AR	PEO	广泛性酶病变
mtDNA 缺失	AR	肌病、肝病	组织特异多酶病变

PEO：进行性眼外肌麻痹；KSS：眼肌病；Pearson：骨髓 / 胰腺综合征

三、mtDNA 突变引起的疾病

线粒体疾病的特点

线粒体病有特征，通常累及多系统。发病机制较复杂，常犯肌肉与神经。

线粒体中 DNA，与核遗传不相同。

表 12-4　线粒体疾病概述

基本要点	说明
线粒体病是一组多系统疾病	临床症状以中枢神经系统和骨骼肌病变为特征，其分类为： ①线粒体脑病：病变以中枢神经系统为主 ②线粒体肌病：病变以骨骼肌为主 ③线粒体脑肌病：病变同时侵犯中枢神经系统和骨骼肌
通常累及多个系统	表现有高度差异
mtDNA 和 nDNA 有不同的遗传特征	mtDNA 突变所引起的疾病的遗传方式、病因、病程也有其自身特性
发病机制复杂	①不同的 mtDNA 突变可导致相同疾病 ②同一突变也可引起不同表型 ③通常与突变 mtDNA 的异质性水平和组织分布有关

一些与 mtDNA 突变相关的疾病

线粒体中 DNA，基因可能会突变。基因表达出差错，相关疾病可出现。

表 12-5　一些与 mtDNA 突变相关的疾病

突变	相关基因	表型（相关疾病）
nt-3243	tRNA$^{leu (UUR)}$	MELAS、PEO、NIDDM/ 耳聋
nt-3256	tRNA$^{leu (UUR)}$	PEO
nt-3271	tRNA$^{leu (UUR)}$	MELAS
nt-3303	tRNA$^{leu (UUR)}$	心肌病
nt-3260	tRNA$^{leu (UUR)}$	心肌病 / 肌病
nt-4269	tRNA^{Ile}	心肌病
nt-5730	tRNA^{Asn}	肌病（PEO）
nt-8344	tRNA^{Lys}	MERRF
nt-8356	tRNA^{Lys}	MERRF/MELAS
nt-15990	tRNA^{Pro}	肌病
nt-8993	A6	NARP/LEIGH
nt-11778	ND4	LHON
nt-4160	ND1	LHON
nt-3460	ND1	LHON

突变	相关基因	表型（相关疾病）
nt-7444	*COX1*	LHON
nt-14484	*ND6*	LHON
nt-15257	*Cyt6*	LHON

Leber 视神经萎缩

男性患者较多见，视神经有退行变。发生机制已明确，线体基因点突变。

表 12-6　Leber 视神经萎缩（LHON）概述

基本要点	说明
特征	①主要症状为视神经退行性变，患者多在 18 ~ 20 岁发病，男性较多见 ②细胞中突变 mtDNA 超过 96% 时发病，少于 80% 时男性患者症状不明显 ③临床表现为双侧视神经严重萎缩引起的急性或亚急性双侧中心视力丧失，可伴有神经、心血管、骨骼肌等系统异常，如头痛、癫痫及心律失常等
遗传学	①诱发 LHON 的 mtDNA 突变均为点突变 ②最常见的突变是 G11778，还有 G14459A、G3460A、T14484C、G15257A 等，均可引起基因产物的氨基酸替换 ③LHON 家系中 mtDNA 可有多个点突变，并且可观察到 2 个以上突变的协同致病作用 ④LHON 患者 mtDNA 的多发突变之间存在某种联系，这些突变可分原发性突变和继发性突变 ⑤利用患者的特异性 mtDNA 突变，可进行该病的基因诊断

线粒体肌病

神经肌肉有病变，线粒体功能缺陷。常见类型有数种，线粒体基因突变。

表 12-7　线粒体脑肌病概述

基本要点	说明
概念	系由线粒体功能缺陷引起的多系统疾病，以中枢神经和肌肉系统病变为主
特征	是呼吸链酶活性正常的肌纤维与酶活性缺失的肌纤维混合
mtDNA 突变	患者各种组织内 mtDNA 的突变类型、分布各不相同，所以表现出不同的症状
临床表现	多表现为肌力低下、易疲劳、小脑失调、耳聋、痴呆、代偿性高乳酸血症等
类型	根据临床表现，将线粒体脑肌病分为几种（见表 12-8）

表 12-8　几种常见的线粒体脑肌病

疾病名称	特征	遗传学
伴有破碎红纤维的肌阵挛癫痫（MERRF）	① MERRF 患者通常 10～20 岁发病 ②主要临床表现为阵发性癫痫、伴有进行性神经系统障碍（智力倒退、共济失调、意向性震颤）。患者肌纤维紊乱、粗糙 ③线粒体形态异常并在骨骼肌细胞中累积，用 Gomori Trichrome 染色显示为红色，称破碎红纤维	① MERRF 最常见的突变类型是 mtDNA 第 8344 位点（位于 $tRNA^{Lys}$ 基因处）A→G 的碱基置换 ②破坏 $tRNA^{Lys}$ 中与核糖体连接的 TΨC 环，结果影响了 OXPHOS 复合体 I 和复合体 IV 的合成，造成 OXPHOS 功能下降，导致患者多系统病变
线粒体脑肌病合并乳酸血症及卒中样发作（MELAS）	①通常 10～20 岁发病 ②主要临床表现为阵发性呕吐、癫痫发作和中风样发作、乳酸中毒、近心端四肢乏力等	① MELAS 的分子特征是线粒体 tRNA 的点突变 ②约 80% 的患者是 mtDNA 的 3243（位于 $tRNA^{Leu}$ 基因）A→G 的碱基置换 ③少数患者为 $tRNA^{Leu\ (UUR)}$ 3271、3252 或 3291 位碱基的点突变
Kesrns-sayre 综合征（KSS）和慢性进行性眼外肌瘫痪（CPEO）	① CPEO 患者以眼外肌麻痹为主要症状，伴眼睑下垂、四肢无力，常在青春期或成年发病 ② KSS 除进行性眼肌麻痹外，还具有色素视网膜炎、心脏传导功能障碍、听力丧失、共济失调、痴呆等症状，常在婴儿、儿童或青春期发病	① KSS 和 CPEO 主要是由于 mtDNA 的缺失引起 a. 缺失类型多样，一般缺失长度为 0.5～8 kb，最常见的类型是 5.0 kb 的"普遍缺失" b. 缺失部位多发生在重链和轻链两个复制起始点之间，缺失区两侧有同向重复序列 c. 缺失的 mtDNA 具有明显的复制优势，突变型＞60%，可抑制线粒体翻译，酶活性降低 d. 由于涉及多个基因的缺失，患者可出现不同程度的线粒体蛋白质合成缺陷，影响四种呼吸链复合体 ②偶然可见 8334 位点（$tRNA^{Leu}$）和 3242（$tRNA^{Leu}$）点突变
神经源性肌软弱、共济失调并发色素性视网膜炎（NARP）和 leigh 综合征（LS）	① NARP 的主要临床表现为色素性视网膜炎、共济失调、发育落后、痴呆惊厥、近端肢体无力和感觉神经病 ② Leigh 综合征是以高乳酸血症、低肌张力为主要表现的进行性脑病，主要侵犯婴儿	① NARP 和 Leigh 综合征主要与 ATP 复合酶的功能受损有关，目前发现该病的致病突变主要是 mtDNA 第 8993 位点（ATPase6 基因）T→A 或 T→C ②患者异质性决定了临床表现的严重性 a. 女性携带者或症状较轻的女性患者突变水平＜70% b. 个体突变水平为 70%～90% 时，表现为 NARP c. 突变水平＞90% 时，表现为 Leigh 综合征

PEO：进行性眼外肌麻痹；LHON：Leber 遗传性视神经病；MELAS：线粒体肌病脑病伴乳酸性酸中毒及脑卒中样发作综合征；MERRF：伴有破碎红纤维的肌肉阵挛性癫痫；NARP/LEIGH：神经病伴运动性共济失调和视网膜色素变性

线粒体心肌病

累及心肌骨骼肌，常有心衰肌无力。线粒体中 DNA，发生突变或缺失。

表 12-9　线粒体心肌病概述

基本要点	说明
特征	①线粒体心肌病累及心脏和骨骼肌
	②患者常有严重的心力衰竭
	③常见临床表现为劳力性呼吸困难、心动过速、全身肌无力伴全身严重水肿、心脏和肝增大等症状
遗传学	① mtDNA 的突变与缺失和某些心肌病有关
	② 3260 位点的 A → G 突可引起线粒体肌病和心肌病
	③ 4977 位点的缺失多见于缺血性心脏病、冠心病等
	④扩张性心肌病和肥厚型心肌病均可见 7436 位点的缺失

帕金森病

震颤麻痹有症状，肌肉紧张性增强。随意运动明显少，常有静止性震颤。
主要病变在黑质，递质 DA 功能降。纹状体内胆碱强，功能活动相对强。
黑质 DNA 缺失，神经细胞退行变。影响胞内呼吸链，使其功能有缺陷。

表 12-10　帕金森病概述

基本要点	说明
特征	①又称震颤性麻痹，是一种晚年发病的神经系统变性疾病
	②患者表现为运动失调、震颤、动作迟缓等，少数有痴呆症状
	③神经病理学特征包括黑质致密区多巴胺神经元发生退行性变，部分存活的神经元内出现 Lewy 体
遗传学	①患者脑组织，特别是黑质中存在 4 977 bp 长度的一段 DNA 缺失
	②缺失区域从 ATPase8 基因延续到 ND5 基因，结果导致多种组织细胞内的线粒体复合体Ⅰ、Ⅱ、Ⅲ甚至Ⅳ都存在功能缺陷

其他与线粒体有关的病变

衰老肿瘤糖尿等，病变涉及线粒体。

表 12-11　其他与线粒体有关的疾病或病变

疾病或病变	基本要点
衰老	①衰老与线粒体氧化磷酸化酶活性降低以及分裂终末的组织中突变 mtDNA 的累积密切相关 ②mtDNA 突变类型包括缺失、点突变、插入、重复和 D 环区域出现小片段重叠，在衰老组织中可见其中几种同时存在，大大增加了突变类型 mtDNA 的比例 ③与增龄有关的突变类型主要是缺失，并且与氧化损伤有关 ④缺失通常包括一个或几个 mtDNA 基因和 tRNA 基因，可累及多种组织器官 ⑤缺失率均随年龄增加而增加 ⑥缺失的 mtDNA 累积到一定程度时，线粒体发生生物学变化，OXPHOS 组分缺损或数量减少，生成的能量低于维持正常细胞功能的阈值，致使细胞死亡，引起衰老和多种老年退化性疾病
肿瘤	①各种肿瘤和肿瘤细胞系中发现了体细胞 mtDNA 突变 ②这些突变能通过细胞生成能量的改变、线粒体氧化压力的增加和（或）调节凋亡而导致肿瘤 ③有些因素的作用可使 mtDNA 游离出线粒体膜外，通过核膜，随机整合到 nDNA 中，激活原癌基因或抑癌基因，使细胞增殖分化失控，导致癌变 ④mtDNA 是致癌物作用的重要靶点
糖尿病	①一些 Ⅱ 型糖尿病患者具有明显的遗传背景，其中部分患者糖尿病的发生与线粒体基因的突变有关 ②mtDNA 点突变或缺失可选择性地破坏 β 细胞 ③mtDNA 突变类型较多，如点突变、重复突变和缺失突变等 ④mtDNA 突变诱导糖尿病的机制 a. 胰 β 细胞能感受血糖值，以葡萄糖为底物产生 ATP，影响 K^+ 通道，进一步借助电位感受性的 Ca^{2+} 通道使其分泌胰岛素。突变使 β 细胞变得不能感受血糖值，呼吸链复合体酶活性下降，ATP 合成不足，胰岛素分泌降低 b. β 细胞不稳定性增高，诱发自身免疫接到的 β 细胞损坏 c. 增加糖原异生 d. 脂肪细胞对胰岛素的反应减弱，糖耐量减退，出现高血糖
冠心病	①在冠脉狭窄、心肌细胞缺血和反复出现低血氧时，可使 mtDNA 出现不可逆性损害，产生永久性心肌细胞氧化功能障碍，因此，心肌缺血与 mtDNA 突变互为因果关系 ②冠心病患者 mtDNA 5.0 kb 片段的缺失是正常人的 7 ~ 220 倍，704 kb 片段和 10.4 kb 片段的缺失率也比正常人高
氨基糖苷类诱发的耳聋	①耳毒性耳聋与氨基糖苷类抗生素（AmAn）的应用相关，对常规量 AmAn 易感的耳聋可能具有母系遗传倾向 ②这样易感个体具有 mtDNA12S rRNA 基因的 1555 位点 A → G 的突变

四、nDNA 突变引起的线粒体病

 nDNA 突变引起的线粒体病

胞核 DNA 突变，线粒体病相关联。

表 12-12 nDNA 突变引起的线粒体病概述

疾病	基本要点
编码线粒体蛋白的基因缺陷	①已定性的由于编码线粒体蛋白的基因缺陷所引起的疾病并不多，如丙酮酸脱氢酶复合体缺陷、肉碱棕榈酰转移酶缺陷等 ②由于编码线粒体的基因缺陷所引起的疾病主要从四个方面寻找线索： a. 有孟德尔遗传的家族史 b. 生化方面可检测的特定酶缺陷 c. 组织化学方面的研究 d. 利用 rho⁰ 细胞进行互补实验研究
线粒体蛋白质转运的缺陷	①前导肽的突变，将损害指导督办转运的信号，使蛋白转运受阻 ②蛋白转运因子的改变，如前导肽受体、抗折叠蛋白酶等
基因组间交流的缺陷	①多重 mtDNA 缺失： a. 这种患者表现 mtDNA 的多重缺失，且呈孟德尔遗传方式，可能 nDNA 上的基因存在缺陷 b. 比较典型的如常染色体显性遗传的慢性进行性外眼肌麻痹 ②mtDNA 耗竭： a. 特点：这类患者主要为 mtDNN 完全缺损；患者往往病情较重，早年夭折 b. 分类：致命的婴儿肝病；先天性婴儿肌病；婴儿或儿童肌病 c. 遗传学：这些疾病均呈现常染色体隐性遗传，可能是控制 mtDNA 复制的核基因发生突变所致

第十三章 染色体病

染色体病的概念

染色体病染色体，数目结构有畸形。发育迟缓智力低，多发畸形先天性。性染色体有异常，生殖器官现畸形。

表 13-1 染色体病概述

基本要点	说明
概念	染色体数目或结构异常引起的疾病称为染色体病
危害性	这类疾病的实质是染色体上的基因或基因群的增减或变位影响了众多基因的表达和作用，严重破坏了基因的平衡状态，因而妨碍了人体相关器官的分化发育，造成机体形态和功能的异常
分类	常染色体病、性染色体病和染色体异常的携带者
特点	①染色体病患者均有先天性多发畸形（包括特殊面容），生长、智力或性发育落后，特殊肤纹 ②绝大多数染色体病患者呈散发性，这类患者往往无家族史 ③少数染色体结构畸变的患者是由表型正常的双亲遗传而得，这类患者常伴有家族史

一、染色体病发病概况

染色体病的发病率

染色体病发病率，一千产儿有六人。数目异常占六成，结构异常占四成。

表 13-2 染色体异常的发生率

染色体异常类型	妊娠 3 个月以内流产（%）	孕妇年龄大于 35 岁的胎儿（%）	活产儿（%）
异常核型	50	2	0.625
数目异常	96	85	60
结构异常	—	10	30
结构异常不平衡	4	5	10

表 13-3　染色体病的发生率

人群	发生率
新生儿	①新生儿染色体异常的发生率波动于 4.7‰ ~ 8.4‰，平均 6.25‰ ②综合普查结果，以数目异常为多。常见的常染色体数目异常有三种：21 三体、18 三体及 13 三体；常见的性染色体异常有：45,X、47,XXY 和 47,XYY
自发流产胎儿	①自发流产胎儿中三倍体和四倍体占 20% ②流产胎儿中以 45,X 最为常见，占 18% ~ 20%，16 三体在流产胎儿中最常见
产前诊断胎儿	①异常染色体在自发流产中占 94%，活产儿中占 50%，以三倍体为主，其中 21 三体分别占 78%、10% ②在产前诊断中，唐氏综合征约占染色体异常的一半。唐氏综合征无论是胎儿期还是出生时，其发生率均随母亲年龄增大而增高
染色体异常胎儿自发流产后再发风险	①流产胎儿的核型如果正常，在流产的胎儿核型多半正常 ②当母亲有过一次染色体异常的自发流产后，再发风险增高 ③在年龄较大的母亲中，对母龄作校正后，其再发风险未显示有意义的增高；但在较年轻的母亲中却显示出较高的再发风险率
生殖细胞的染色体异常	①在核型正常的男性精子中出现 1% ~ 5% 的非整倍体 ②相互易位的男性携带者产生正常和平衡的染色体重排的精子近似相等，另有约半数是不平衡核型的精子，但在男性易位携带者的活产子代中不平衡的染色体重排者较少见

二、常染色体病

常染色体病概况

常染色体病多种，多为唐氏综合征。临床表现相类似，相互比较略有异。

表 13-4　几种常见的常染色体病的主要临床特征

发生部位	临床表现			
	唐氏综合征	18 三体综合征	13 三体综合征	5p- 综合征
神经系统	严重智力低下、肌张力低下	严重智力低下、肌张力亢进	严重智力低下、肌张力异常	严重智力低下
头部	小头畸形、枕部扁平	头长、枕部凸出	小头畸形	小头、满月脸、脑萎缩、脑积水
颈部	颈短、颈蹼	颈短		
眼部	眼距宽、外眼角上斜、内眦赘皮	眼距宽、内眦赘皮	虹膜缺损、偶有独眼或无眼畸形	眼距宽、内眦赘皮、外眦下斜

续表

发生部位	临床表现			
	唐氏综合征	18 三体综合征	13 三体综合征	5p- 综合征
耳部	耳廓小、低位	耳廓畸形（动物耳）、低位	耳位低伴耳廓畸形	耳位低
鼻部	鼻梁低平			塌鼻梁
口部	张口伸舌、流涎	小口、小颌、唇裂和（或）腭裂	唇裂或腭裂	小颌、腭弓高、牙错位咬合
心脏	先天性心脏病（房中隔缺损与房室畸形常见）	95% 以上有先天性心脏病	各种类型心脏病	
腹部	胃肠道畸形	肠息肉、腹股沟疝或脐疝	胃肠道畸形	
泌尿、生殖系统	男性可有隐睾、无生育力	肾畸形、隐睾	肾畸形、隐睾、双阴道、双角子宫	小阴茎、小睾丸、隐睾、肾畸形
手	短而宽，第 5 指桡侧弯、短	特殊握拳状	多指、特殊握拳状，如 18 三体	手小
足	短而宽，第 1、2 趾间距宽	摇椅样足	多趾、足内翻	足小
皮肤纹理	通贯手、atd 角增大、第 5 指一条褶纹	30% 有通贯手、指弓形纹增多	通贯手、atd 角增大、指弓形纹增多	

常染色体微小缺失综合征

常染微小综合征，临床类型有多种。

表 13-5　常染色体微小缺失综合征

疾病名称（OMIM）	基因定位	主要临床表现	遗传方式
Langer-Giedion 综合征（150230）	8q24.1	毛发稀疏、皮肤松弛、多发性骨疣、小头、智力低下	AD
Beckwith-Wiedemann 综合征（130650）	11p15	巨人、巨舌、脐疝、低血糖、常发肾上腺肿瘤	不规则显性，所有 11p15 重排都是由母亲遗传而来
Wilms 瘤（194070）	11q13	肾肿瘤、双侧无虹膜、泌尿道畸形、智力低下	AD
WAGR 综合征（109210）	11q13	同上	AD

疾病名称（OMIM）	基因定位	主要临床表现	遗传方式
视网膜母细胞瘤（180200）	13q14.2-14.3	儿童期眼部肿瘤，有染色体缺失者多有小头畸形、智力低下	AD
Prader-Willi 综合征（176270）	15q11-13	智力低下、肌张力低、性腺发育低下、肥胖、手足小、身材矮	缺失的染色体都是父源的，2条15号染色体均来自父方
Angelman 综合征（234400）	15q11.13	面孔似"快乐木偶"、智力低下、肌张力低、过度笑容、癫痫	缺失的染色体都是母源的，2条15号染色体均来自母方
Miller-Dieker 综合征（247200）	17p13	智力及发育低下、无脑回、耳畸形、50% 有先天性心脏缺陷	可能有染色体缺失，缺失的染色体主要来自父亲
Alagille 综合征（118450）	20p11	神经体征、学习困难、主动脉狭窄、肺动脉瓣狭窄、脊椎异常	AD
Di-George Sprintzen 综合征（188400）	22q11	胚胎第三、四咽囊和第四腮弓发育缺陷、甲状腺功能减退、免疫缺陷、特殊面容等	AD 母源缺失

常染色体断裂综合征

常染断裂综合征，易患肿瘤白血病。

表 13-6　常染色体断裂综合征概述

基本要点	说明
概念	常染色体断裂综合征患者染色体断裂重排，亦称染色体不稳定综合征
发生机制	主要因 DNA 修复机制有缺陷
特点	患者体细胞常有标记染色体存在，易患白血病及其他恶性肿瘤
常见疾病	包括着色性干皮病、Bloom 综合征、Fanconi 贫血和共济失调性毛细血管扩张症

三、唐氏综合征

新生儿的唐氏综合征发生率为 1/1 000 ～ 2/1 000。

唐氏综合征的表型特征

眼小上斜眼距宽，鼻平舌伸口半张。颈短腹胀关节软，手厚指短通贯掌。

矮小肌弱智力差，坐立行语低正常。21 三体染色体，骨骼落后骨不良。

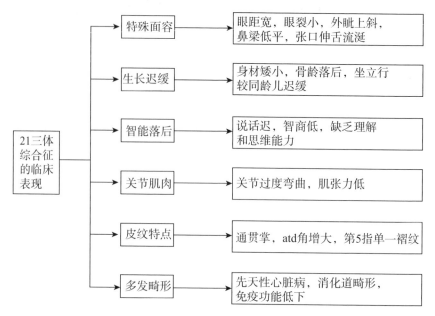

图 13-1   21 三体综合征的临床表现

表 13-7   唐氏综合征的临床表现

临床表现	说明
智力低下	患者的 IQ 值为 20 ~ 60，平均为 40 ~ 50
发育迟缓	身材矮小
特殊面容	斜眼裂、腭窄、内眦赘皮、张口、舌外伸、鼻梁扁平、齿畸形、舌有沟、耳廓畸形
其他临床特征	多动、颈短、Brushfield 斑、通贯掌、颈部皮肤松弛、手短而宽、第 5 指短，第 5 指内弯

表 13-8   唐氏综合征的一般特点

一种很明显的综合征
多数情况下是新发生的、散在的病例
同卵双生具有一致性
男性患者没有生育力，而极少数女性患者可生育
随母亲年龄增加，发生率也升高，尤其当母亲大于 35 岁时发病率明显升高
患者免疫功能缺陷，易患先天性心脏病，预期寿命短
表型特征的表现度不同
急性白血病的死亡率增加 20 倍

先天愚型的遗传分型

先天愚型分三型，游离易位嵌合型。

表 13-9　唐氏综合征的遗传分型

分型	核型	产生原因
游离型	47,XX(XY)+21	生殖细胞形成过程中，减数分裂不分裂。染色单体不分离发生在母方的病例约占 95%，另 5% 见于父方，且主要为第一次减数分裂不分离
易位型	D/G 易位最常见，核型为 46,XX(XY),-14,+t(14q21q)，其次为 G/G 易位	①增加的 1 条 21 号染色体与 D 组或 G 组的一条染色体发生罗伯逊易位 ②如果是由亲代传递而来的，其双亲之一通常是表型正常的染色体平衡易位携带者
嵌合型	47,XX(XY),+21/46,XX(XY)	①生殖细胞减数分裂不分离，继而因分裂后期染色体行动迟缓引起部分细胞超数的染色体发生丢失 ②合子后有丝分裂不分离

唐氏综合征发生的分子机制

21 号染色体的结构

二十一号染色体，染色体中最小弟。长臂二区短臂一，唐氏综合征相关性。

表 13-10　21 号染色体的分子解剖学

基本要点	说明
大小	是人类染色体中最小的一条。51×10^6 bp，约长 46 cM，$600 \sim 1\,000$ 个基因，占整个人类基因组的 1.7%
结构	用染色体显带技术显示：21 号染色体短臂分 1 区 3 带；长臂分 2 区，1 区仅有 1 带，二区分 2 带，各带又可分出亚带，2 区 2 带可分为 3 个亚带
与唐氏综合征的关系	约为 400 kb 的短的重复序列 DNA 部分导致唐氏综合征的表型

21 号染色体上与唐氏综合征表型相关的基因

唐氏综合征相关，二十一号染色体。表型相关之基因，基因异常有多起。

表 13-11　21 号染色体上与唐氏综合征表型相关的基因

21 号染色体基因	与唐氏综合征的相关性
与智力发育迟缓相关的基因	①唐氏综合征细胞黏附因子（DSCAM）基因：定位于 21q22.2-22.3，长 75 Mb，编码一种细胞黏附因子。该基因不同程度地在成人脑组织中表达；DSCAM 参与神经系统分化，并与唐氏综合征中枢和外周神经缺陷有关 ②活性依赖性神经保护蛋白（ADNP）基因：多在海马、大脑皮质和小脑中表达，ADNP 由 828 个氨基酸构成，PI 为 5.99，广泛分布于所有器官。多项研究显示，ADNP 是一种新型的热休克蛋白，它为 DS 提供一个该机体所缺乏的保护作用 ③ *DSCR1* 基因：位于 21q21q.1-22.2，在胎儿及成人心脏中高度表达。一系列实验显示，*DSCR1* 在体内参与调节 calcineurin 的活性，而 calcineurin 又可调节许多生理过程，如神经递质和激素释放、突触形成和基因转录等，因此推测 *DSCR1* 可能与唐氏综合征的学习和行为有关
与先天性心脏缺陷有关的基因	① COL6A1/2：位于 21q22.3，该区编码的蛋白包含一个威勒布兰特因子基因，该基因具有连接胶原的特性，可与胶原Ⅵ四聚体连接构成特征性串珠状丝 ② *KCNE-2* 基因：位于 21 号染色体长臂，与 *KCNE-1* 基因相似。它在成人心脏中高度表达，在骨骼肌中也有少量表达，转录长度为 35 kb，编码 123 个氨基酸残基的开放阅读框架，在氨基酸水平，*KCNE-2* 与人类 Isk 蛋白高度相似
与白血病有关的基因	①唐氏综合征患者的 21 号染色体上的 21q11.2 和 21q22 两个区域有潜在的结构改变 ②在 6/8 的有明显靶细胞症状的唐氏综合征患者中发现 D21S65-D21S55 和 D21S19-D21S219/D21S220 间位点缺失或部分缺失 ③ 21q22 上的 *AML1* 基因易位也常产生白血病
与肌张力低下有关的基因	①肌张力低下几乎出现于所有唐氏综合征患者中，其发生主要与位于 21 号染色体上 DSCR 区 D21S335 和 D21S337 之间的 *MNBH/DYRK1* 基因有关 ② *MNBH* 基因由 17 个外显子组成，跨越 150 kb，通过不同启动方式产生两种转录单位 MNBHa 和 MNBHb，MNBHa 在各组织中广泛表达，而 MNBHb 只在心脏和骨骼肌中表达

表 13-12　21q 各区特定标记与相关基因

染色体分布	特定标记	相关的 21 三体表型
q11.1	D21S16 D21S13 D21S4	
q21	D21S52 D21S59 D21S1	智力发育迟缓（次要作用）
	D21S11 D21S8 D21S18	
	APP D21S54	

续表

染色体分布	特定标记	相关的 21 三体表型
q22.1	D21S93 SOD1 D21S82 D21S58 D21S65 D21S17	
q22.2	D21S55	智力发育迟缓（主要作用）、肌张力低下、关节松弛、身材矮小和8种外貌特征（面、手、足）
	D21S3 D21S14	6种外貌特征（面、皮纹）
q22.3	ETS2 D21S15 MX-1/2	先天性心脏病
	BCE1 D21S19 D21S42	
	CBS CRYA1	
	PFKL CD18 COL6A1/2 S100B	

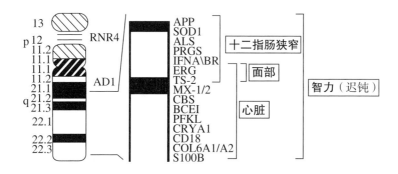

图 13-2　唐氏综合征表型在 21 号染色体的区域定位

唐氏综合征的诊断、治疗及预防

临床表现作诊断，化验检查可确诊。增强体力延寿命，教育训练最基本。

加强护理使自强，抗炎药物常用上。预防工作意义大，遗传咨询来帮忙。

表 13-13　唐氏综合征概述

基本要点
诊断　①临床筛查：90%以上的病例根据典型的唐氏综合征面容及智力低下即可做出诊断 ②染色体检查：绝大部分为 21 三体型，少数为嵌合型和易位型。染色体检查对本病的诊断是决定性的 ③血液学改变：白细胞计数正常，中性粒细胞相对增多、分叶小且呈核左移

续表

基本要点
④酶的改变：过氧化物歧化酶（SOD-1，21q22）含量较正常人高50%。中性粒细胞的碱性磷酸酶（21号染色体）活性也较正常人高50%

治疗	①药物促进小儿精神活动，提高智商 ②对于先天性心脏病，可用抗生素和心脏外科手术治疗以延长患者的寿命
预防	①35岁以上的孕妇应做产前检查 ②30岁以下但生育过唐氏综合征患儿的孕妇或其双亲之一是平衡易位携带者或嵌合体者，应做染色体检查。如果孕妇为平衡易位携带者，应做产前检查，21/22易位携带者则不应生育 ③育龄妇女妊娠前后应避免接受大剂量射线照射。不随便服用化学药物。预防病毒感染
预后	①许多患者经过训练可以学会读和写以及一些基本的生活技能，绝大部分患者都不能靠自己在社会上活动 ②随着医疗水平的不断提高，生存期比以往未能控制感染时要长，但一般寿命比正常人短，只有8%的患者活过40岁
遗传咨询	①产前诊断：高龄孕妇（大于35岁）的胎儿应做产前诊断。"三联筛查"法可于孕中期（孕15～21周）用孕妇血清标记物筛查唐氏综合征胎儿，即唐氏综合征胎儿的孕妇血清的AFP（甲胎蛋白）及UE₃（雌三醇）低于平均水平，HCG（绒毛膜促性腺激素）高于平均水平，在结合孕妇年龄，计算出危险度，以决定是否进行产前诊断 ②各种平衡易位型携带者的检出： a. Dq21q平衡易位的携带者理论上通过减数分裂可以形成6种配子，但受精后除不能发育者外，仅可产生三种胎儿：正常胎儿、平衡易位者、易位型三体患儿，即产生患儿的风险为33.3% b. 21q21q易位携带者虽不常见，但尤为重要，因为其只能产生三体或单体的合子，即不可能有正常表型的胎儿，所以21q21q携带者不宜生育

四、性染色体病

性染色体病概况

性染色体 XY，出现异常疾病来。

表 13-14　性染色体病概述

基本要点	说明
概念	性染色体病指性染色体 X 或 Y 发生数目或结构异常引起的疾病
临床表现	较常染色体轻。除 Turner 综合征（45,X）及个别患者外，大多在婴儿期无明显临床表现，直到青春期因第二性征发育障碍或异常才就诊
总发病率	1/500

性染色体数目异常

性染色体数异常，四种疾病见临床。

表 13-15 性染色体数目异常综合征

综合征名称	发生率	临床表现	核型和遗传学
Turner 综合征	在新生女婴中约为 1/5 000	典型患者以性发育幼稚、身材矮小（120～140 cm 左右）、肘外翻为特征	主要核型为 45,X，其次嵌合型为 45,X/46,XX，结构异常为 46,X,i（Xq）。单个 X 染色体大多数来自母亲，多数是父亲减数分裂时产生了没有性染色体的配子。嵌合体的染色体丢失发生在合子后卵裂早期
Klinefelter 综合征	本病发生率相当高，在男性新生儿中占 1/1 000～2/1 000	以身材高、睾丸小、第二性征发育差、不育为特征	①核型：80%～90% 的病例为 47,XXY；10%～15% 为嵌合型，常见的有 46,XY/47,XXY、46,XY/48,XXXY 等；此外还有 48,XXXY、49,XXXXY、48,XXYY 等 ②原因：因性别分裂时染色体不分离产生，约 1/2 病例来自父方第一次减数分裂不分离，1/3 来自母方的第一次减数分裂，余为母方的第二次减数分裂或合子的有丝分裂不分离
XYY 综合征	1/900	表型一般正常，患者身材高大，多数性格异常，暴躁粗鲁，但大部分患者性发育正常，有生育力	47,XYY，额外的 Y 染色体肯定来自父方精子形成过程中第二次减数分裂时发生 Y 染色体的不分离
多 X 综合征	在新生女婴中为 1/1 000	70% 的患者青春期第二性征发育正常，并可生育；另外 30% 患者的卵巢功能低下，原发或继发闭经，过早绝经，乳房发育不良	多数为 47,XXX，少数为 46,XX/47,XXX，极少数为 48,XXXX/49,XXXXX。额外的 X 染色体几乎都来自母方减数分裂的不分离

X 染色体的结构异常

性染色体爱克司（X），短臂长臂易缺失。

表 13-16　X 染色体结构异常

结构异常	说明
X 短臂缺失（XXp-）	① Xp 远端缺失患者有诸如身材矮小等 Turner 综合征的特征，但性腺功能正常 ② Xp 缺失如包括整个短臂，则患者既有 Turner 综合征体征，又有性腺发育不全
X 长臂缺失（XXq-）	①缺失在 q22 远端以外者，一般仅有性腺发育不全、原发闭经、不育，而无其他诸如身材矮小等 Turner 综合征体征 ②缺失范围较大，包括长臂近端者，除性腺发育不全外，一些患者还有其他体征

染色体正常的性发育异常

性别发育如异常，性别畸形见临床。

表 13-17　染色体正常的性发育异常

性发育异常	基本要点
真两性畸形	①患者既有睾丸又有卵巢，内、外生殖器间性，第二性征发育异常 ②核型：约 57% 为 46,XX，12% 为 46,XY，5% 为 46,XX/46,XY，余为各种染色体异常
假两性畸形	①女性假两性畸形：核型为 46,XX。性腺为卵巢，内、外生殖器呈间性，第二性征发育有男性化倾向 ②男性假两性畸形：核型为 46,XY。性腺为睾丸，内、外生殖器呈间性，第二性征异常。部分为女性化表型
XX 男性综合征	①约 2/3 病例中可检出 SRY 基因 ②临床表现类似 Klinefelter 综合征（47,XXY）
XY 女性	①约 15% 病例检出有 SRY 基因的突变 ②性腺呈条索状，外生殖器呈女性，第二性征不发育，体型瘦长，或高大丰满、乳房不发育、原发闭经

五、染色体异常携带者

染色体异常携带者分类

异常核型携带者，易位倒位分两类。前分相互与罗氏，后分臂间与臂内。

表 13-18 易位携带者

易位携带者	说明
相互易位携带者	
非同源染色体间的相互易位	①如果夫妇中的一方为某一非同源染色体间的相互易位携带者，如 46,XX（XY）t（2;5）（q21;q31）携带者，根据配子形成中同源染色体节段相互配对的特性，在第一次减数分裂中期将形成相互易位型的四射体，经过分离与交换，理论上至少讲形成 18 种类型的配子 ②它们分别与正常的配子相结合，则可形成 18 种类型的合子，其中仅 1 种正常，1 种为表型正常的平衡易位型携带者，其余 16 种均不正常
同源染色体间的相互易位	①按照分离定律，同源染色体间的相互易位不可能形成正常配子，也不能分娩正常的后代 ②但在配子形成的减数分裂中，却可以形成易位圈，经过在易位圈中的奇数互换，可形成 4 种类型的配子，其中 3 种具有部分重复和缺失的染色体，1 种为正常配子，即可形成正常的后代
罗氏易位携带者	①同源罗氏易位：同源染色体之间的罗氏易位，如 t（13q;13q）、t（14q;14q）、t（15q;15q）、t（21q;21q）、t（22q;22q），其在配子形成中仅能产生两种类型的配子，其与正常配子相结合，则形成三体型和单体型的合子 ②非同源罗氏易位：夫妇中一方为非同源罗氏易位携带者时，其配子在形成过程中，根据染色体的同源节段相互配对的规律，1 条易位的染色体和 2 条未易位的染色体配对，即 3 条染色体配对形成三价体，三价体不同的分离形式可形成 6 种不同的配子，受精后则形成 6 种合子，其中 1 种可发育为正常个体，1 种为与亲代类似的携带者，其余 4 种均为染色体异常患者或流产胚胎

❋ 倒位携带者

倒位携带者两类，臂间倒位与臂内。

表 13-19 倒位携带者

倒位携带者	说明
臂间倒位携带者	①根据在配子形成中同源染色体的同源节段相互配对的规律，在第一次减数分裂中将形成特有的倒位圈 ②经过在倒位圈内的奇数互换，理论上将形成 4 种不同的配子，1 种具有正常染色体，1 种具有倒位染色体，其余 2 种均带有部分重复或缺失的染色体
臂内倒位携带者	①根据在配子形成中同源染色体的同源节段相互配对的规律，在第一次减数分裂中期将形成特有的倒位圈 ②倒位圈内发生的奇数互换，将形成 4 种不同的配子，1 种含有正常染色体，1 种含有倒位染色体，其余 2 种分别含有部分重复和缺失的无着丝粒片段或双着丝粒染色体

第十四章 免疫缺陷

一、红细胞抗原遗传与新生儿溶血症

（一）红细胞抗原的遗传系统

ABO 血型系统

红 C 膜上凝集原，分类看表面抗原。分为 AB 两类型，只含 A 者为 A 型，只含 B 者为 B 型，两者均含为 AB，两者均无就为 O。血浆里面有抗体，相应抗体血浆无，自身血液不凝集。

表 14-1 ABO 血型系统概述

基本要点	说明
基本概念	①ABO 血型系统是正常人血清中已知唯一存在天然抗体的血型系统 ②除红细胞外，许多其他组织细胞中（如淋巴细胞、血小板等）也存在该系统的抗原，因此红细胞外的 ABO 系统又称为组织血型抗原 ③80% 的汉族个体的体液中（脑脊液除外）也存在 ABO 抗原物质，为分泌型 ABO 抗原
遗传学	①ABO 抗原物质由三组基因（I^A-I^B-i、H-h 和 Se-se）所编码 ②I^A 基因的编码产物为 N- 乙酰半乳糖胺转移酶：该酶的作用是将 N- 乙酰半乳糖胺转移到 H 抗原上形成 A 抗原 ③I^B 基因的编码产物是 D- 半乳糖转移酶：该酶的作用是将 D- 半乳糖转移到 H 抗原上形成 B 抗原 ④I^A、I^B 均为显性基因，而 i 基因则为隐性基因 ⑤I^A/I^B 基因型的个体表现出共显性，形成 AB 型血型，i/i 基因型的个体形成 O 型血型，I^A/I^A 和 I^A/i 基因型形成 A 型血型，I^B/I^B 和 I^B/i 基因型形成 B 型血型 ⑥H 基因的编码产物为 L- 岩藻糖转移酶：该酶的作用是将岩藻糖转移到前体物质上形成 H 抗原 ⑦孟买型：这种个体 H 抗原阴性，H 基因突变为 h 基因，不能产生 H 抗原。尽管这样的个体可能含有 I^A 或（和）I^B 基因，但不能产生 A 抗原或（和）B 抗原。这种特殊的 O 型称为孟买型，用 Oh 表示 ⑧Se 基因的产物也是 L- 岩藻糖转移酶：主要在分泌腺中发挥作用，决定个体是否为分泌型个体。Se/Se、Se/se 基因型的个体为分泌型；se/se 基因型的个体为非分泌型

Rh 血型系统

Rh 血型有特点，分为阴阳两类型。红细胞抗原如为 D，称之为 Rh 阳性；红细胞上没有 D，称之为 Rh 阴性。Rh 阴性血液中，天然抗体实为无。接受阳性血刺激，相应抗体即产生。临床输血应注意，交叉配血必执行。

表 14-2　Rh 血型系统概述

基本要点	说明
基本概念	①以恒河猴（Macaque）红细胞免疫家兔，家兔的抗原血清能够凝集约 85% 的白种人红细胞，由此可将人群划分为 Rh 阳性（凝集者）和 Rh 阴性（不凝集者）两大类。与此相关的血型系统称为 Rh 血型系统 ②Rh 阳性者红细胞表面含有 Rh 抗原，Rh 阴性者红细胞不含有 Rh 抗原，但体内也不含天然抗体。Rh 阴性个体经 Rh 阳性红细胞致敏可产生抗体
遗传学	①编码 Rh 抗原的基因位于 1p36.2 ~ p34 ②由两个相关的结构基因 RHD 和 RHCE 组成 ③RHD 编码 D/d 抗原，RHCE 编码 C/c 和 E/e 抗原，两个基因紧密连锁，单倍型排列有 8 种形式，均为共显性基因 ④在发现的 5 种抗原中，D 的抗原性最强，其次为 E、C、c、e ⑤Rh 阳性个体既有 RHD 基因，也有 RHCE 基因，而 Rh 阴性个体仅有 RHCE 基因 ⑥C、c、E、e 均是一条跨膜 12 次的肽链，由于氨基酸的变化而表达出不同的抗原表位，可被不同的抗体识别，这些抗原均由 RHCE 基因编码。D 抗原也是一条跨膜 12 次的肽链，也有抗原表位变化，由 RHD 基因编码

（二）新生儿溶血症

新生儿溶血症

新生儿溶血症，胎母红细胞不合。血型不合分两类，Rh 血型 ABO。

表 14-3　新生儿溶血症概述

基本要点	说明
概念	①新生儿溶血症系由胎母红细胞抗原不相容所致 ②进入母体的胎儿细胞有可能作为异物引起免疫应答反应使母体产生免疫性不完全抗体 IgM，并可通过胎盘屏障进入胎儿循环，导致对胎儿红细胞的大量破坏，引起胎儿或新生儿的免疫性溶血 ③新生儿溶血症的症状大多比较轻，并且出生时无明显贫血，几天后出现贫血和黄疸，少数病例可导致死胎、流产或早产；或出生后即表现出贫血、水肿、腹腔积液、心脏扩大，死亡率较高，幸存者常有神经系统发育障碍和运动能力障碍 ④ABO 血型不合所导致的新生儿溶血症约占 85%，Rh 血型系统约占 14.5%，其他血型系统极少见

续表

基本要点	说明
类型 ABO 血型不相容溶血症	①理论上，任何母婴 ABO 血型不合均可引起溶血，但实际上 ABO 溶血病好发于 O 型母亲所生的 A 型婴儿，B 型婴儿次之 ②虽然母体中抗 A 和抗 B 抗体均为 IgM，一般不能通过胎盘屏障进入胎儿体内，但也有母体能够产生 IgG 型抗 A 和抗 B 抗体，进入胎儿体内，引起溶血病的发生
Rh 血型不相容溶血症	①Rh 溶血病好发于母亲是 Rh 阴性而新生儿是 Rh 阳性的新生儿中 ②我国 Rh 阴性个体很少，所以发病比例不高，但病症较重 ③Rh 溶血病很少发生于第一胎，因为进入母体的胎儿细胞数量少，产生的抗体少，不至于引起新生儿溶血 ④再次妊娠时，再次进入母体的胎儿细胞数量虽然不多，但由于是"再次免疫"，几天之内就可以产生足够的抗体，并且是容易穿透胎盘的 IgG 型抗体，因而造成胎儿溶血 ⑤有过 Rh 溶血病患儿的母亲，再次妊娠时是否会再发，取决于胎儿父亲是否为 Rh 阳性纯合子，如是纯合子，则以后每胎都不能幸免；如是杂合子，则有 1/2 再发风险 ⑥Rh 溶血病的病症较重，常导致胎儿宫内死亡或新生儿黄疸

二、HLA 系统与医学

HLA 的概念

HLA 的遗传学，具有高度多态性。群体连锁不平衡，遗传单位单元型。

多种疾病之发生，此系关联最紧密。

表 14-4　HLA 系统

基本要点	说明
概念	人类白细胞抗原分布在所有有核细胞表面，这类抗原决定着机体的组织相容性。编码这类抗原的基因群称为主要组织相容性复合体，在人类称为 HLA 复合体
位置	HLA 复合体位于 6p21.31，已经确定的基因位点有 224 个，其中 128 个为功能基因，具有表达产物
HLA 复合体的特点	①是免疫功能相关基因最为集中、最多的一个区域，128 个功能性基因中 39.8% 具有免疫功能 ②基因密度最高的一个区域，平均每 16 kb 就有一个基因 ③是最富有多态性的一个区域。已正式命名的等位基因数目达 1 341 个 ④是与疾病关联最为密切的一个区域

HLA 系统的结构组成

抗原如饼基因印，Ⅰ Ⅱ Ⅲ 来三类分。Ⅰ 型广布有核 C，组织移植诱排斥。
Ⅱ 类抗原细胞少，巨噬 B 活化 T。调节免疫有限制，Ⅲ 类成分为补体。

表 14-5　HLA 系统的结构组成

结构组成	说明
HLA- Ⅰ 类基因区	
经典基因	①由 HLA-A、HLA-B 和 HLA-C 组成 ②它们均编码抗原分子的重链（α 链），抗原分子的轻链则由 β₂ 微球蛋白编码 ③这些抗原广泛分布于机体的有核细胞表面 ④已知 HLA-A 具有 207 个等位基因；HLA-B 有 412 个；HLA-C 有 100 个
非经典基因	①由 HLA-E、HLA-F 和 HLA-G 组成 ②这些抗原呈局限性分布 ③HLA-E 分子是 NK 细胞抑制性受体 CD94/NKG2 的特异性配体；HLA-G 仅表达在与母体组织直接接触的胎儿滋养层细胞上 ④非经典基因等位基因数均很少
假基因	①由 HLA-L、HLA-H、HLA-J 和 HLA-X 组成 ②这些基因均因突变而无表达产物
MIC 基因	①由 MIC-A ~ E 组成 ②MIC-A 与 MIC-B 为功能基因，其他为假基因 ③MIC-A 具有 21 个等位基因，至今未发现其他基因的等位基因
HLA- Ⅱ 类基因区	
经典基因	①DR 区： a. DRB 又可细分成 DRB1 ~ DRB9。DRB 的基因类型和数目随着单倍型的不同而变化 b. DRA 和 DRB 共同决定了组成由血清学检出的 DR1 ~ DR18 抗原的特异性 ②DQ 区含 DQA1、DQB1、DQA2、DQB2，其中 A1 和 B1 是功能基因，共同编码 DQ 分子。已知 DQA1 的等位基因有 20 个；DQB1 的等位基因有 45 个 ③DP 区含 DPA1、DPB1、DPA2 和 DPB2，其中 A1 和 B1 是功能基因
非经典基因	①由 DM、TA、LM 和 DO 区组成 ②DM 又由 DMA 和 DMB 两个基因组成
HLA- Ⅲ类基因区	①C2、Bf 和 C4 为补体基因；C4 基因中的 C4A 和 C4B 具有高度同源性。C4 基因具有高频无效等位基因 ②CYP21 为 21- 羟化酶基因：由 CYP21A 和 CYP21B 组成。CYP21A 是假基因，CYP21B 编码肾上腺 21- 羟化酶 ③HSP70 编码相对分子质量 700 000 的热休克蛋白 ④TNF 编码肿瘤坏死因子 ⑤LTA 编码淋巴毒素 α；LTB 编码淋巴毒素 β

HLA 与疾病的关联

一些疾病相关联，亲子鉴定验正身。器官移植它有关，异常表达生疾病。

表 14-6　HLA 与疾病的关联

基本要点	说明
概念	关联是两个遗传性状在群体中实际同时出现的频率高于随机同时出现的频率的现象
相关联疾病	已发现有 60 多种疾病与 HLA 系统有关联
意义	HLA 抗原在大多数情况下可能并不是病因，而仅仅是一种遗传标志
HLA 与疾病关联的可能机制	①分子模拟学说：HLA 分子可能与某种病原体分子结构上有相似之处，使机体不能对病原体产生有效的免疫应答 ②受体学说：HLA 抗原可能作为病原体的受体，二者结合导致机体损伤；或者与膜受体相似而竞争性结合激素 ③连锁不平衡学说：真正的疾病易感性基因并不是 HLA 基因，而仅是作为可供检出的遗传标记的 HLA 基因与真正的易感性基因紧密连锁 ④自身抗原呈递学说：HLA-Ⅱ类分子在结合病呈递抗原到反应性 T 细胞的过程中，Ⅱ类抗原表达过少或过多，不同亚区的 α 链和 β 链发生错配，形成新的抗原性，产生自身组织的损伤 ⑤免疫耐受学说：人体内存在某种物质的耐受性片段，此片段为 HLA 分子呈递以后，机体免疫系统便对该物质建立免疫耐受，与某种疾病相关的保护性 HLA 基因产物与该耐受性片段的亲和力高，而易感 HLA 基因产物与该片段的亲和力较低

HLA 抗原与器官移植

器官移植反应中，HLA 的作用重。器官移植要成功，免疫排斥要严控。

HLA 抗原相同，器官移植易成功。

表 14-7　HLA 与器官移植的关系

基本要点	说明
HLA 与排斥反应	在排斥反应中，HLA 系统起着最主要的作用，其次是红细胞血型
HLA 与亲子	HLA 基因紧密连锁，因而亲子之间一定共有一条单倍型，即 HLA 半相同。处于同一条染色体上的连锁基因群称为单倍型
同胞间的 HLA 相似性情况	①完全相同：概率为 1/4 ②半相同：概率为 1/2 ③完全不同：概率为 1/4
器官移植需注意的问题	①首先应该在同胞中寻找 HLA 抗原完全相同的供体 ②其次在同胞中寻找 1/2 相同者，或取其父母的器官 ③在近亲婚配的家系中也会有较多的机会找到 HLA 相近的供体 ④ABO 血型相容也是首要条件，其配型的原理和方法与输血相同

三、遗传性免疫缺陷病

（一）概述

🖎 遗传性免疫缺陷病概况

遗传免疫缺陷病，分为特异非特异。特异免疫缺陷病，TB细胞有缺陷。

非特免疫缺陷病，补体吞噬细胞变。机体抵抗力降低，反复感染可出现。

表 14-8　遗传性免疫缺陷病概述

基本要点	说明
概念	由于遗传因素导致的免疫缺陷称为遗传性免疫缺陷病
主要类型	①细胞免疫缺陷：如遗传性胸腺发育不全而导致T细胞缺陷
	②B细胞缺陷：导致免疫球蛋白异常而造成体液免疫缺陷
	③颗粒白细胞（如吞噬白细胞）缺陷引起的综合征
	④补体缺陷

（二）遗传性无丙种球蛋白血症

🖎 遗传性无丙种球蛋白血症概况

X连锁隐性病，常见患儿是男性。反复感染生炎症，注射丙球可救命。

表 14-9　遗传性无丙种球蛋白血症概述

基本要点	说明
特征	血液循环中缺乏B细胞和γ球蛋白，较常见于男性新生儿
临床表现	患者出生6个月后开始出现反复感染，包括肺炎、支气管炎、脑膜炎、败血症等
发病机制	①为X连锁隐性遗传，致病基因位于Xq21.3-q22
	②是由于编码酪氨酸蛋白激酶的基因突变所致
	③表现为B细胞成熟受阻，体内Ig水平极低
治疗	可以通过定期注射丙种球蛋白进行治疗

四、严重联合免疫缺陷病（SCID）

🖎 严重联合免疫缺陷病

严重联免缺陷病，疾病类型分四类。免疫器官和细胞，发育不全而致病。

反复感染难控制，恶性肿瘤可发生。易生自身免疫病，遗传现象比较明。

表 14-10　严重联合免疫缺陷病

基本要点	说明
定义	严重联合免疫缺陷病（SCID）是 T 细胞和 B 细胞均缺乏或功能缺陷所导致的一类疾病，临床表现及发病机制复杂多样
发病情况	一般患儿出生后 6 个月即出现病症，表现为发育障碍，易患严重感染，患儿多夭折
发病率	发病率为 1/50 万～ 1/10 万，95% 为男孩
类型	
X 连锁隐性遗传 SCID	①这是 SCID 中最常见的一种，约占 SCID 患者的 50% ②发病机制：IL-2、IL-4、IL-7、IL-9、IL-15 受体的 γ 链突变，引起 T 细胞和 NK 细胞早期分化受阻，导致体液免疫和细胞免疫的严重异常 ③分子机制：X 连锁 SCID 的突变包括点突变、缺失、插入、移码突变、剪接缺陷等
MHC 表达缺陷	①包括 MHC-Ⅰ类、Ⅱ类分子表达缺陷 ②MHC-1 类分子缺陷是由于 TAP1 或 TAP2 突变引起，TAP1 和 TAP2 是转运用于装配 MHC-Ⅰ类分子多肽的蛋白，其缺陷使患儿 $CD8^+$ 细胞和 NK 细胞缺乏 ③MHC-Ⅱ类分子缺陷的发病与反式激活因子的缺陷有关。患者缺乏 $CD4^+$ 细胞，B 细胞数正常但血中无 γ 球蛋白
常染色体隐性遗传 SCID	①最常见的是腺苷脱氨酶（ADA）缺乏症，占 SCID 病例的 20% ②发病机制：ADA 缺乏可导致体内脱氧腺苷水平升高，脱氧腺苷逐渐磷酸化形成三磷酸脱氧腺苷，细胞内大量脱氧腺苷及其代谢产物的蓄积，对细胞具有毒性 ③ADA 缺陷引起的明显改变主要涉及淋巴细胞，还有骨生长停滞和神经功能损害，肾、肾上腺损害等 ④ADA 的缺乏，使 T、B 细胞发育不全和产生功能障碍，导致严重细胞、体液免疫缺陷
其他类型的 SCID	①$CD3^+$T 细胞受体缺陷 ②细胞因子（IL-2）产生缺陷 ③信号传导缺陷（如 ZAP-70 缺陷、*Jak* 基因突变）

补体缺陷

补体成分易缺损，多为常染隐性病。机体免疫力降低，增高病源易感性。

表 14-11 补体缺陷概述

基本要点	说明
补体缺陷类型	本病可以是单个补体成分缺乏，也可以是补体调控蛋白缺乏
遗传学	大多表现出常染色体隐性遗传
后果	主要后果是对病原体的易感性增高

五、遗传性自身免疫病

自身免疫病概况

自身免疫性疾病，自身抗原来产生。自身抗体 T 细胞，超敏反应伤自身。

病程急性或慢性，部位局部或全身。多与 HLA 关联，其他基因也有病。

表 14-12 自身免疫病概述

基本要点	说明
概念	①自身免疫性疾病是由于正常免疫耐受功能受损，导致免疫细胞及其成分对自身组织结构和功能的破坏，并出现一定临床表现的一类疾病 ②种类多达 40 余种，发病机制涉及多基因、多因素 ③疾病具有一些共性：常呈慢性发作、多发于女性、血清中存在特异或非特异性自身抗体、激素或免疫抑制剂治疗有一定疗效 ④发病机制众说纷纭，临床治疗效果不甚理想
分类	①按自身抗原的分布：分为全身性（非器官特异性）和局限性（器官特异性）两类 ②按病程：分急性和慢性两类
遗传基础	①与 HLP 相关： a. 强直性脊柱炎，与 HLA B27 的相关性几乎达 100% b. 自身免疫性甲状腺疾病患者的甲状腺上皮细胞、Ⅰ型糖尿病患者的 β 细胞上都有 HLA-Ⅱ类抗原的表达 ②与非 HLA 相关：除凋亡基因及与凋亡相关的 *Bcl* 基因外，其他基因与自身免疫性疾病的发生有一定关系

几种自身免疫病

自身免疫病多种，红斑狼疮肌无力。类风湿性关节炎，发病机制相类似。

自身抗原可检测，自身免疫伤自身。慢性迁延反复发，反应越强预后差。

表 14-13　几种常见的自身免疫病概述

疾病名称	基本要点
先天性红斑狼疮（SLE）	①SLE是非器官特异性自身免疫病种最典型的例子，累及多个组织器官。临床表现复杂多样，呈反复发作并进行性加重 ②免疫学机制：患者体内出现的主要自身抗体是抗核抗体，如抗DNA、组蛋白、RNA和核仁的抗体。70%～80%的SLE患者血液中存在狼疮细胞 ③发病机制： a.发生持续而慢性的病毒感染，削弱了细胞的免疫功能，使机体产生大量抗自身组织的抗体 b.循环中的抗原-抗体复合物可能沉积在组织中及血管壁上，在补体的参与下造成多器官组织的损伤 c.某些药物的长期使用可以诱发SLE样综合征，但停药后往往可以恢复
重症肌无力	①这是一种影响神经肌肉接头传递的自身免疫病 ②临床表现：骨骼肌易产生疲劳，经休息后有一定程度的恢复 ③免疫学异常： a.胸腺病变，如增生、胸腺瘤等 b.2/3患者血清IgG增高，多数患者抗乙酰胆碱受体抗体阳性 c.患者中HLA-DR3抗原的检出率较高
类风湿关节炎（RA）	①一种以关节滑膜炎为特征的慢性全身性自身免疫性疾病 ②临床表现：滑膜炎反复持久发作、关节内骨和软骨遭破坏，皮下结节、动脉炎等关节外系统的表现也很常见 ③发病机制：迄今不明，它是一种与细菌、病毒、雄激素、遗传等因素密切相关的疾病

自身免疫病的诊疗原则

临床诊疗自免病，找出抗原和抗体。治疗方法有多种，非特免疫常应用。

除诱因和抑应答，重建耐受有作用。TC疫苗来预防，基因治疗已试用。

表 14-14　自身免疫病的诊疗原则

	说明
诊断标准	①体温条件下具有自身抗体或修补介导免疫的证据 ②能够分离纯化器官特异性抗原 ③在实验动物中产生针对该抗原的自身抗体 ④在自身致敏动物中产生相似的病损
治疗方法	①非特异性免疫治疗：此方法是目前唯一可行的治疗手段，但它无法区分生理性还是病理性的免疫应答，所以这种方法只能作为急性发作期的治疗选择 ②MHC阻断：阻断疾病相关HLA-Ⅱ类分子的抗原呈递活性可干扰疾病的发生。所使用的阻断剂可考虑等位基因特异性抗体或肽竞争物

说明
③T 细胞疫苗：注入预激活的减毒致病性 T 细胞，诱导产生克隆特异性调节 T 细胞，以预防疾病产生。这些经过调节的 T 细胞具有抗独特型抑制细胞的作用 ④诱导自身抗原特异性耐受或抑制： a. 在有的治疗模式中，诱导自身抗原特异性抑制或耐受的方法最有效，不良反应最小 b. 耐受是针对诱生致病性自身反应性 T 细胞的主要决定簇 c. 临床上耐受诱导疗法主要取决于适当服用或静脉注射耐受原 ⑤基因治疗：通过转导目的基因，消除自身反应性 T 细胞，阻断炎症因子的产生或促进炎症保护因子的释放均给自身免疫病的治疗带来了希望

第十五章　出生缺陷

一、出生缺陷的临床特征

出生缺陷的分类

出生缺陷两类型：简单畸形多发性。

表 15-1　出生缺陷的分类

分类	说明
简单畸形	可能是以遗传为基础的，也可能是非遗传性的
畸形	指某些器官或器官的某一部分原发性缺失，其基本原因是发育过程中的遗传缺陷导致发育过程的阻滞或方向错误
畸化	指环境因子干扰了正常发育过程导致器官或组织的异常
变形	是一种因为不正常的机械力扭曲牵拉正常的结构而形成的缺陷
发育异常	指细胞不正常地形成组织
多发性畸形	
序列征	指由于单个因素引发的级联反应而导致的单个器官缺陷
综合征	指已知致病病因，并具有一定的可识别的畸形模式
关联征	指几种畸形在发生机制上并不能用上述的序列征、综合征的发生来解释，但又非随机地一起发生

出生缺陷的诊断方法

出生缺陷可诊断，诊断方法有多样。

表 15-2　出生缺陷的诊断方法

诊断方法	说明
羊膜囊穿刺检查	吸取羊水分析胎儿的代谢状况、胎儿的染色体组成、基因是否有缺陷等
绒毛膜活检	分析胎儿体细胞的染色体组成
胎儿镜检查	直接观察胎儿的体表（四肢、五官、手指、脚趾和生殖器官等）是否发生畸形
B超检查	可诊断胎儿外部畸形、某些明显的内脏畸形

续表

诊断方法	说明
水溶性造影剂检查	注入羊膜腔，在 X 线荧屏上观察胎儿的大小和外部畸形
脐带穿刺检查	于孕中期、孕晚期（17 ~ 32 周）经母腹抽取胎儿静脉血用于染色体或血液学各种检查

二、常见的出生缺陷

神经缺陷

神经发育有缺陷，常见脊裂和无脑，产前诊断方法多，早期发现很重要。

表 15-3 神经缺陷概述

基本要点	说明
脊柱裂	
隐性脊柱裂	①脊椎的背部没有相互合并，外有皮肤覆盖，患部表面有一小簇毛 ②常位于腰骶部 ③脊髓和脊神经通常是正常的，没有神经症状
脊髓脊膜突出	①缺损涉及一两个脊椎，有脊膜 ②常见合并脑积水：阿 - 希畸形
脊髓突出或脊髓裂	①神经沟没有关闭而形成，神经组织广泛露在外面 ②神经组织呈现过度生长，过多组织常在出生前不久或出生后不久即坏死
无脑畸胎	①神经管头部没有合拢，出生时脑是一块露在外面的变性组织。这种缺损几乎总是通连到一个颈部开放的脊髓，没有颅盖 ②头部具特别外观：眼向前突出，没有颈部，脸面和胸部的表面处在一个平面。缺少吞咽控制结构，妊娠最后 2 个月羊水过多 ③常见出生缺陷，女性比男性多 4 倍，白人比黑人多 4 倍
神经管缺损的产前诊断	
检查内容	①血清甲胎蛋白（AFP）检测：孕 16-18 周，抽取孕妇静脉血，当受试者血清 AFP 值高于标准值时，可视为阳性 ②超声波检查：孕 14 ~ 18 周，一般可明确诊断 ③穿刺检查：当孕母血清 AFP 检测结果两次阳性，而 B 超检查不能明确诊断时做此检测，穿刺最佳时间为孕 16 ~ 20 周，对所取羊水进行 AFP 和乙酰胆碱酯酶检测 ④X 线检查：孕 20 周后进行，可作为神经管缺陷的补充诊断 ⑤其他实验室检查可辅助神经管缺损的诊断

先天性心脏病

先心病是遗传病，涉及染色体与基因。

表 15-4　先天性心脏病的病因

类型	说明
多基因遗传	以心血管畸形为唯一的临床异常
染色体畸变	多伴有心外其他系统的畸形或病损，常为多系统损害的一个组成部分
单基因遗传	仅极少数单基因遗传病以先心病为唯一病损

常见先天性心脏病类型

活动气短并心悸，生后渐重现青紫。X线心电和B超，超声心动图可示。

房缺室缺动脉窄，法洛四联管未闭。心衰强心控感染，外科手术把根治。

表 15-5　先天性心脏病的类型

类型	基本要点
房室隔缺损	
病理基础	①原始心房间隔在发生上吸收和融合时出现异常，左、右心房之间仍残留未闭的房室孔 ②可单独存在，也可与其他心血管畸形合并存在
发病率	①房间隔缺损约占先心病的 15%，发病率为 0.7% ~ 0.9% ②约 84% 的病例为单独出现
室间隔缺损	
病理基础	①室间隔在胚胎期发育不全，形成异常交通，在心室水平产生左向右的血流分流 ②通常单独存在，也可为某种复杂心脏畸形的组成部分
发病率	①群发率 1.2‰ ~ 3.1‰，占先心病的 25% ~ 44% ②女性患病率稍高，但男女性别间无显著差异
相伴畸形	①本病是合并其他系统出生缺陷最多的一种先心病，24% ~ 50% 的室间隔缺损伴心外畸形 ②心外畸形包括骨骼畸形（15%）、先天愚型
诊断和辅助检查	①根据病史、体征、X线和心电图检查 ②结合超声心动图、心导管检查和心血管造影，可确诊
治疗	外科手术修补

续表

类型	基本要点
法洛四联症	
病理基础	①大血管圆锥动脉干转位的发育畸形 ②主要缺陷包括肺动脉狭窄、室间隔缺损、升主动脉畸跨及右心室肥厚
发病率	①常见先天性心脏病，占 12% ～ 14% ②在发绀型心脏畸形中占首位，为 50% ～ 90% ③群发率为 0.3‰ ～ 1‰
诊断	①心电图、X 线检查、超声心动图 ②右心导管检查和右室导管造影可明确诊断

三、出生缺陷的病理生理学

出生缺陷的原因

出生缺陷多原因，遗传感染与环境。药物理化及母病，还有一半因不明。

表 15-6　出生缺陷的原因

原因	百分比（%）
遗传	30 ～ 40
染色体畸变	6
单基因缺陷	7.5
多基因遗传	20 ～ 30
环境因素	5 ～ 10
药物和化学制剂	2
感染	2
母亲疾病	2
物理因素	1
不明原因	50
总计	100

许多先天畸形的原因已经明确，但还有多达 50% 的先天畸形尚不清楚其原因

常见出生缺陷的遗传方式

出生缺陷有多种，遗传方式有异同。

表 15-7 常见的出生缺陷的遗传方式

类型	遗传方式	畸形
单一系统		
中枢神经系统		
脑积水	XR	
巨脑畸形综合征	AD	
小脑畸形	AD/AR	
视觉系统		
无虹膜	AD	
白内障	AD/AR	
小眼畸形	AD/AR	
肢体		
短指畸形	AD	
缺指畸形	AD/AR/XR	
多指 / 趾畸形	AD	
其他		
婴儿型多囊肾	AR	
多发性畸形		
Aert	AD	颅面畸形、并指
EEC	AD	外胚层发育异常、缺指、唇 / 腭裂
Meckel	AR	脑膨出、多指、多囊肾
Roberts	AR	唇 / 腭裂、海豹肢畸形
Van der Woude	AD	唇 / 腭裂、先天性唇凹

遗传因素引起的出生缺陷包括染色体畸变和基因突变

生物性致畸因子

致畸因子生物性，多种病毒可致畸。弓形虫的危害大，还有梅毒螺旋体。

表 15-8 生物性致畸因子

致畸因子	致畸作用
风疹病毒	妊娠前 4 周受感染，致畸危险为 61%，5～8 周时为 26%，9～10 周为 6%。风疹病毒诱发的出生缺陷除白内障（妊娠第 6 周）外，还有耳聋（破坏内耳柯蒂器，妊娠第 9 周）和心脏畸形（动脉导管未闭、心房和心室间隔缺损，妊娠第 5～10 周）。此外，偶尔有脉络膜视网膜炎、青光眼、小眼、小头、智力发育不全（妊娠第 4～6 个月）和牙釉缺损（妊娠第 6～9 周）等
水痘病毒	水痘病毒感染（妊娠前 16 周）致畸包括眼的缺陷如白内障、小眼球、视神经萎缩以及脑损伤和肢体发育不全等。分娩前 4 天孕妇感染水痘病毒，有 20% 的新生儿死亡
巨细胞病毒	产生小头、脑积水、微小脑回、小脑发育不全、脑软化、脑钙化、脑的囊性损伤等畸形。亦有各种眼的异常（如脉络膜视网膜炎、视神经萎缩）、先天性心脏病、脐疝、腹股沟疝、畸形足、腹直肌分离和肝脾大。本病通常是致死性的，存活的病例则因脑膜脑炎而有严重的智力发育不全
弓形虫	主要表现为眼的疾患，90% 有脉络膜炎，50%～60% 有癫痫、小头和脑积水。即使感染得到控制，也常遗留眼或脑的损害。弓形虫可能是我国微生物致畸因素的头号因子
其他病毒	单纯性疱疹病毒、亚洲流感病毒、流行性腮腺炎病毒、脊髓灰质炎病毒、麻疹病毒、柯萨基病毒等病毒和梅毒螺旋体等均可引起胎儿出生缺陷

物理性致畸因子

X 射线放射性碘，各种辐射致畸变。

表 15-9 物理性致畸因子

致畸因子	致畸作用
辐射	①离子电磁辐射有较强的致畸作用，包括 α、β、γ 和 X 线，其致畸作用与各种射线的穿透力有关 ②非电离性辐射，包括短波、微波及紫外线灯，其致畸作用较弱。紫外线对 DNA 修复机制有缺陷的患者是一种致突变因子
用于治疗的 X 线	有致畸的风险
放射性碘	孕妇必须用放射性碘诊断时，应在胎龄第 5～6 周之前进行，即在胎儿甲状腺分化之前完成

出生缺陷发生的影响因素

出生缺陷之发生，影响因素有多种。遗传因素与环境，两者又能互作用。

表 15-10 出生缺陷的发生的影响因素

影响因素	说明
遗传因素	
染色体畸变	染色体数目和结构畸变
单基因缺陷	7%～8% 的先天性畸形是由单基因突变引起的
多基因遗传	绝大多数出生缺陷是多基因遗传的
环境因素	
生物性致畸因子	见表 15-8
物理性致畸因子	见表 15-9
致畸性药物	见表 15-11
"三废"、农药、食品添加剂和防腐剂	含有一些致畸性化学物质
酗酒、吸烟、吸毒、缺氧、严重营养不良	均有一定的致畸作用
环境因素与遗传因素在畸形中的相互作用	①环境致畸因子通过引起染色体畸变和基因突变而导致出生缺陷，而且更表现在胚胎的遗传特性 ②在环境因素与遗传因素相互作用引起的出生缺陷中，衡量遗传因素所起作用的指标称遗传度 ③某种畸形的遗传度越高，说明遗传因素在该畸形发生中的作用越大

致畸性药物

致畸药物有多种，孕妇用药要慎重。

表 15-11 致畸性药物

致畸性药物	致畸作用
多数抗肿瘤药物	①甲氨蝶呤可引起无脑、小头及四肢畸形 ②白消安（白血福恩）、苯丁酸氮芥、环磷酰胺、6-巯基嘌呤等均能引起多种畸形
某些抗生素	①大剂量链霉素可引起先天性耳聋 ②大剂量新生霉素可引起先天性白内障和短指畸形
某些抗惊厥药物	三甲双酮会造成胎儿智力低下、发育迟缓、面部发育不良、唇腭裂、房间隔缺损及两性畸形等

续表

致畸性药物	致畸作用
某些抗凝血药物	华法林（苄丙酮香豆素）可致胎儿软骨发育不良、低出生体重及智力低下，中枢神经系统有异常。致畸率约 1/3
碘化钾和 ^{131}I	可引起先天性甲状腺肿
避孕药	①雄激素去甲睾酮衍生物可使女胎男性化 ②氯底酚胺可致畸，使非整倍体增加，可出现椎骨、心脏、肢体的畸形 ③皮质激素诱发缺肢、先天性心脏病 ④胰岛素可使神经管缺陷增多，还可造成先天性心脏病和肢体缺陷

表 15-12 致畸剂诱发发育异常的机制

基本要点	说明
影响致畸发生的因素	①孕妇对致畸因子的感受性在个体间存在着差异 ②胎儿发育的不同阶段对致畸因子的感受性不同，大多数致畸因子有其特定的作用阶段（见表 15-1） ③致畸因子的作用机制各不相同 ④致畸因子的损伤与剂量有关，通常剂量越大，毒性越大 ⑤致畸因子作用的后果：主要有胎儿死亡、生长发育延迟、畸形或功能缺陷
致畸剂的作用机制	①诱发基因突变和染色体畸变（见表 15-13） ②致畸物的细胞毒作用，可干扰基因表达和细胞分裂过程 ③细胞分化过程的某一特定阶段、步骤或环节受到干扰 ④母体及胎盘稳态的干扰 ⑤非特异性发育毒性作用

致畸敏感期

胚胎致畸敏感期，孕期周次三至八。胚期发育速度快，组织结构变化大，致畸因素最敏感。发育成型敏感差。

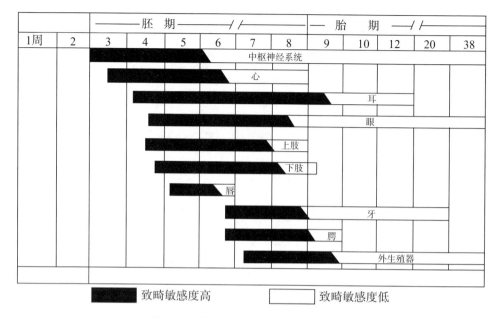

图 15-1　人胚胎主要器官的致畸敏感期

导致出生缺陷的基因

出生缺陷因基因，相关基因有多种。出生缺陷病多种，相关基因各不同。

表 15-13　导致出生缺陷的基因

基因	蛋白质类型	综合征	出生缺陷
BOR1	转录因子	Branchio-oto-renal	外耳畸形、听力丧失、肾缺陷
COL2A1	细胞外基质蛋白	Stickler	骨发育不良、唇裂、近视
EMX2	转录因子	Schizencephaly	脑裂
EvC	转录因子	Ellis-van Creveld	骨发育不良、多指、心脏缺陷
GLI3	转录因子	Greig	
GLI3	转录因子	Pallister-Hall	
GLI3	转录因子	Polydactyly type A	
HOXA13	转录因子	Hand-foot-genital	多指、肾和生殖缺陷
HOXD13	转录因子	Synpolydactyly	多指、指和指的融合
KIT	受体分子	piebaldism	局部皮肤色素减弱
LMX1	转录因子	Nail-patella	骨、肾、指甲异常

出生缺陷的监测

出生缺陷应监测，我国监测十几种。脊裂无脑先心等，均在我国监测中。

表 15-14　我国监测的 19 种出生缺陷

类型 *	国际分类编码	出生缺陷	国际分类编码
无脑儿 *	740	短肢畸形（上、下肢）*	755.2 ~ 755.3
脊柱裂 *	741	先天性髋关节脱位 *	755.6
脑积水 *	742	畸形足	754
腭裂 *	749.0	多指与并指（趾）	755.0 ~ 755.1
全部唇裂 *	749.1 ~ 749.2	血管瘤（73cm）	620
先天性心血管病 *	746 ~ 747	色素痣（76cm）	757.1
食管闭锁及狭窄 *	750.2	唐氏综合征 *	759.3
直肠及肛门闭锁 *	751.2	幽门肥大	750.1
内脏外翻	606	膈疝	603
尿道上、下裂 *	752.2 ~ 752.3		

* 为国际常规监测的 12 种出生缺陷

第十六章　肿　瘤

一、肿瘤发生的遗传学基础

肿瘤发生的遗传学基础

某些肿瘤之发生，遗传学上有原因。单基因与多基因，还有畸变染色体。

遗传缺陷遗传病，易患肿瘤倾向性。

表 16-1　肿瘤发生的遗传学基础

基本要点	说明
单基因遗传的肿瘤	①在全部肿瘤中所占的比例不大，临床上不多见 ②较为多见的有视网膜母细胞瘤、肾母细胞瘤、神经母细胞瘤、皮肤鳞状细胞瘤、嗜铬细胞瘤、多发性神经纤维瘤 ③单基因遗传的肿瘤往往发病较早；多双侧发病或多发
多基因遗传的肿瘤	①大多是常见的恶性肿瘤 ②这些肿瘤的发生是遗传因素和环境因素共同作用的结果 ③患者一级亲属的患病率显著高于群体发病率 ④较为多见的有乳腺癌、胃癌、肺癌、前列腺癌、子宫颈癌等
染色体畸变	可能是肿瘤发生的原因，也可能是肿瘤发生的表现 ①染色体异常肿瘤细胞的一大特点 ②大多数恶性肿瘤细胞的染色体为非整倍体。在同一肿瘤内染色体数目波动的幅度大 ③恶性肿瘤发展到一定阶段往往出现 1～2 个比较突出的细胞系 ④肿瘤内某种细胞系生长占优势，此细胞系就称为该肿瘤的干系。在一个干系内的标记染色体往往相同 ⑤在肿瘤细胞内，如果一种异常的染色体较多地出现在某种肿瘤细胞内，就称为标记染色体。标记染色体是恶性肿瘤的特点之一。可分为特异性和非特异性标记染色体两种 ⑥染色体畸变可能是肿瘤发生的原因，也可能是肿瘤发生的表现
某些遗传性缺陷或遗传性疾病	具有易患肿瘤的倾向性。例如共济失调性毛细血管扩张症、Bloom综合征、着色性干皮病、Fanconi 贫血症（见表 16-2）

易患肿瘤的某些遗传缺陷或疾病

一些遗传缺陷症，易患肿瘤倾向性。

表 16-2　易患肿瘤的某些遗传缺陷或疾病

疾病名称	说明
共济失调性毛细血管扩张症	①一种罕见的 AR 遗传病，常在儿童期发病 ②临床表现：进行性小脑共济失调，肺部反复感染，以及眼和面部皮肤的毛细血管扩张，对射线的杀伤作用异常敏感，易患白血病或淋巴瘤、免疫缺陷等 ③细胞遗传学特征：AT 患者染色体自发断裂率增高。14q12 为断裂热点，患淋巴细胞白血病患者常有 14q+ 的易位
Bloom 综合征	①临床表现：身材矮小，慢性感染，免疫功能缺陷，日光敏感性面部红斑和轻度颜面部畸形，且多在 30 岁前发生各种肿瘤和白血病 ②细胞遗传学特征：染色体不稳定性或基因组不稳定性 不稳定性的主要表现： a. 体外培养的 BS 细胞株的染色体易发生断裂并易形成畸变 b. 体内 BS 细胞在分裂间期期常可见细胞内出现多个微核结构 c. BS 细胞的姐妹染色单体交换（SCS）频率高 d. 在编码序列和非编码序列之间可发生断裂性突变 e. 培养的 BS 细胞常见四射体结构 ③发病机制：由于 DNA 修复酶系统有缺陷：DNA 聚合酶 β 和 DNA 连接酶 I 活性降低。致病基因定位于 15q26.1
着色性干皮病	①此为一种罕见的致死性 AR 遗传病 ②临床表现：早发的起源于皮肤上皮鳞状细胞或基底细胞的皮肤癌，性发育不良。生长迟缓、伴智力低下的神经异常、小头和神经性耳聋。对光极敏感，皮肤、眼和舌部易受损 ③发病机制：DNA 切除修复系统与缺陷，缺少内切核酸酶，不能切除紫外线诱发的嘧啶二聚体，导致突变率增高。致病基因定位于 9q34.1
Fanconi 贫血症	①又称为先天性全血细胞减少症，属于 AR 遗传病 ②临床表现：各类起源于骨髓细胞的血细胞发育受阻。骨骼畸形、脑损伤、心脏和胃肠道缺陷。儿童期癌症发生危险性增高，尤其是急性白血病，一些 FA 患者在黏膜与皮肤交界处发生鳞状上皮癌 ③发病机制：患者缺少外切核酸酶，不能切除紫外线诱发的胸腺嘧啶二聚体。致病基因定位于 20q13

二、癌基因

癌基因概况

正常细胞癌基因，能使人类生癌症。

表 16-3　癌基因概述

基本要点	说明
定义	能够使细胞发生癌变的 DNA 片段统称癌基因
正常时作用	它们原是正常细胞中的一些基因，是细胞生长发育所必需的，控制细胞正常发育
与癌症发生的关系	①基因改变是肿瘤起源和发展的分子基础 ②一旦这些基因在表达时间、表达部位、表达数量及表达产物结构等方面发生异常，就可以导致细胞无限增殖并出现恶性转化

癌基因的分类

癌基因能致癌症，根据来源两类分。一是病毒癌基因，直接能够致癌症。

二是细胞癌基因，激活方可致癌症。

表 16-4　癌基因的分类

基本要点	说明
病毒癌基因	①存在于肿瘤病毒中的、能使靶细胞发生恶性转化的基因 ②反转录病毒可将 RNA 反转录为 DNA，并整合到宿主细胞的染色体 DNA 中进行表达，从而导致肿瘤的发生 ③由其祖先病毒经转导而携带的原癌基因
细胞癌基因 特点	①细胞中正常的原癌基因 ②在进化上有高度的保守性 ③原癌基因的蛋白质产物在信号转导和细胞生长、增殖、分化的调控方面起重要作用 ④当这些调节或转导发生改变时，细胞即可能发生恶性转化 ⑤许多原癌基因都有其相应的 RNA 肿瘤病毒
类型	①生长因子类：通过与相应细胞受体结合刺激细胞增殖 ②生长因子受体类：通过与生长因子结合，形成蛋白质酪氨酸激酶，触发细胞内的一系列反应 ③信号传递蛋白类： a. 酪氨酸激酶：为膜结合蛋白，可将 ATP 的磷酸基转移到其他蛋白质的酪氨酸残基上，改变其功能，影响细胞的生长和分化 b. 丝氨酸／苏氨酸激酶：位于细胞内，可将 ATP 的磷酸基转移到其他蛋白质的丝氨酸或苏氨酸残基上，改变其功能，影响细胞的生长和分化 ④核内转录因子类：多与细胞核结合，调节某些记忆转录和 DNA 的复制，促进细胞的增殖

续表

基本要点	说明
病毒癌基因与细胞癌基因的关系	①序列上高度同源 ②病毒癌基因无内含子，细胞癌基因有内含子 ③病毒癌基因有致癌能力，细胞癌基因无致癌能力，但突变后可能致癌 ④病毒癌基因来源于细胞癌基因

表 16-5 癌基因与肿瘤的关系

癌基因	激活机制	肿瘤发生	原癌基因
生长因子类			
SIS		神经胶质瘤 / 纤维肉瘤	PDGFβ- 链
KS3	DNA 转染	Kaposi 肉瘤	FGF 家族成员
HST	DNA 转染	胃癌	FGF 家族成员
缺乏蛋白激酶活性的受体类			
Mas	DNA 转染	乳腺癌	血管紧张肽受体
酪氨酸激酶类：膜内在蛋白质、生长因子受体			
EGFR	扩增	鳞状细胞癌	酪氨酸蛋白激酶 EGFR
v-fms		肉瘤	酪氨酸蛋白激酶 CSF-IR
v-kit		肉瘤	酪氨酸蛋白激酶干细胞因子 R
v-ros		肉瘤	酪氨酸蛋白激酶
MET	重排	MNNG 治疗的人骨癌细胞系	酪氨酸蛋白激酶 HGF/SFR
TRK	重排	结肠癌	酪氨酸蛋白激酶 NGFR
NEU	点突变、扩增	神经母细胞瘤、乳腺癌	酪氨酸蛋白激酶
RET	重排	多发性内分泌瘤 2A 和 2B 型	酪氨酸蛋白激酶 GDNFR
酪氨酸激酶类：与膜有关的			

续表

癌基因	激活机制	肿瘤发生	原癌基因
SRC		结肠癌	酪氨酸蛋白激酶
v-yes		肉瘤	酪氨酸蛋白激酶
v-fgr		肉瘤	酪氨酸蛋白激酶
v-fps		肉瘤	酪氨酸蛋白激酶
v-fes	染色体易位	肉瘤	酪氨酸蛋白激酶
BCR/ABL		慢性粒细胞白血病	酪氨酸蛋白激酶
G 蛋白类			
H-RAS	点突变	结肠癌、肺癌、胰腺癌	GTP 酶
K-RAS	点突变	慢性粒细胞白血病、甲状腺癌、黑素瘤	GTP 酶
N-RAS	点突变	癌、黑素瘤	GTP 酶
Gsp	点突变	甲状腺癌	$G_6\alpha$
Gip	重排	卵巢癌、肾上腺癌	$G_1\alpha$
GEF 蛋白家族			
Dbl		弥散性 B 细胞淋巴瘤	GEF 的 ρ 和 Cdc42Hs
Ost	重排	骨瘤	GEF 的 ρA 和 Cdc42Hs
Tiam-1		T 细胞淋巴瘤	GEF 的 Ras 和 Cdc42Hs
Vay		造血细胞恶性肿瘤	GEF 的 Ras？
Lbc		粒细胞白细胞	GEF 的 ρ
丝氨酸 / 苏氨酸激酶			
细胞质的			
v-mos		肉瘤	丝氨酸 / 苏氨酸蛋白激酶
v-raf	原病毒插入	肉瘤	丝氨酸 / 苏氨酸蛋白激酶
pim-1		T 细胞淋巴瘤	丝氨酸 / 苏氨酸蛋白激酶
细胞质调控因子			

续表

癌基因	激活机制	肿瘤发生	原癌基因
v-crk			SH-2/SH-3 衔接子
核蛋白质家族	基因扩增		
v-myc	基因扩增	髓细胞瘤样癌	转录因子
N-MYC		神经母细胞瘤、肺癌	转录因子
L-MYC		肺癌	转录因子
v-myb		成髓细胞瘤病	转录因子
v-fos		骨瘤	转录因子 AP1
v-jun		肉瘤	转录因子 AP1
v-ski		癌	转录因子
v-rel		淋巴细胞白细胞	突变型 NFκB
v-ets		成髓细胞瘤病	转录因子
v-eRB1A		成红细胞增多症	突变型硫氧还原蛋白受体

癌基因的突变与肿瘤的发生

原癌基因被激活，激活机制有数种。基因表达过表达，细胞癌变肿瘤生。

表 16-6　原癌基因突变与肿瘤的发生

原癌基因突变	说明
癌基因激活	细胞中原癌基因可以通过一些机制而被激活，出现基因表达或过表达，从而使细胞癌变
激活机制	
点突变	①原癌基因中由于单个碱基突变而改变编码蛋白的功能，或使基因激活并出现功能变异 ②原癌基因点突变是癌的早期变化，它具有明显的始动作用
染色体易位	①由于染色体断裂与重排导致细胞癌基因在染色体上的位置发生改变，使原来无活性或低表达的癌基因易位至一个强大的启动子、增强子或转录调节元件附近 ②由于易位而改变了基因的结构并与其他高表达的基因形成所谓的融合基因，进而控制癌基因的正常调控机制的作用减弱，并使其激活及具有恶性转化的功能

续表

原癌基因突变	说明
基因扩增	①基因扩增被认为可产生原癌基因的过量表达 ②扩增的 DNA 片段在细胞遗传学上以两种方式存在： a. 均染区是染色体的某一位置上可以看到的串联扩增现象 b. 双微体则是一个独立存在的小染色体
病毒诱导与启动子插入	原癌基因附近一旦被插入一个强大的启动子，原癌基因也可被激活

表 16-7 原癌基因的激活机制

机制	被激活的基因类型	结果
调节突变	生长因子基因	表达或分泌的增强
结构突变	生长因子受体、信号转导蛋白	持续的细胞增殖信号
易位、反转录病毒插入	核内癌基因	过量表达
基因扩增	核内癌基因	过量表达

三、肿瘤抑制基因

肿瘤抑制基因（抑癌基因）概况

抑癌基因能抑癌，基因失活生癌症。

表 16-8 肿瘤抑制基因概述

基本要点	说明
定义	肿瘤抑制基因是一种通过抑制细胞过度生长而遏制肿瘤形成的基因，在生物体内与癌基因功能相抵抗，共同保持生物体内正、负信号相互作用的相对稳定
与肿瘤发生的关系	①在正常情况下可抑制细胞的过度生长；一旦失去该基因就会出现癌变倾向 ②肿瘤抑制基因的细胞表型呈隐性。隐性纯合是肿瘤抑制基因致癌的先决条件。当该基因的两个等位基因因缺陷而失去功能时，即可促使细胞发生恶变

表 16-9　肿瘤抑制基因与肿瘤形成的关系

肿瘤抑制基因	相关遗传性肿瘤综合征	有体细胞突变的恶性肿瘤	编码蛋白的功能
RB1	家族性视网膜母细胞瘤	视网膜母细胞瘤、骨肉瘤、小细胞肺癌、乳腺癌、前列腺癌、膀胱癌、胰腺癌、食管癌等	转录调节因子；E2F 结合区
TP53	Li-Fraumeni 综合征	存在于约 50% 的恶性肿瘤中（如前列腺癌、神经母细胞瘤等）	转录因子；调节细胞周期及凋亡
TP16	家族性黑素瘤、家族性胰腺癌	存在于 25% ~ 30% 不同类型的恶性肿瘤中（如乳腺癌、肺癌等）	细胞周期依赖性激酶抑制因子（如 CDK4 及 CDK6）
TP19ARF	家族性黑色素瘤	存在于 15% 不同类型的恶性肿瘤中	调节 MDM-2 蛋白的稳定性，继而调节 TP53 的稳定性；改变 *TP16* 基因的阅读框
APC	家族性腺瘤性结肠息肉病（FAP），Gardner 综合征，Turcot 综合征	结肠直肠癌、纤维样肿瘤	与微管结合，调节胞液中 β-catnin 的水平
BRCA1	遗传性乳腺卵巢癌	近 10% 的卵巢瘤，在乳腺肿瘤中少见	DNA 修复；与 RAD51 及 BRCA2 形成复合物；转录调节
BRCA2	遗传性乳腺癌（男女均可发病），胰腺肿瘤等	极少数胰腺癌等	DNA 修复；与 RAD51 及 BRCA1 形成复合物
WT-1	WAGR，Denys-Drash 综合征	Wilms 瘤	转录因子
NF-1	Ⅰ型神经纤维瘤	黑色素瘤、神经母细胞瘤	TP21 RAS-GTP 酶
NF-2	Ⅱ型神经纤维瘤	神经鞘瘤、脑脊膜瘤、室管膜细胞瘤	位于膜旁，与细胞骨架相联系
VHL	Von-Hippel Lindau 综合征	肾肿瘤、血管网状细胞瘤	调节蛋白稳定性
MEN-1	Ⅰ型多发性内分泌肿瘤	甲状旁腺瘤、垂体瘤、胰腺内分泌瘤	未知
PTCH	基底细胞痣综合征，遗传性基底细胞瘤综合征	基底细胞皮肤癌、髓母细胞瘤	Sonic hedgehog 因子的转膜受体；smoothened 蛋白负向调节因子
PTEN/ MMAC1	Cowden 综合征；幼年性息肉病综合征的散发病例	神经胶质瘤、乳腺癌、前列腺癌、滤泡型甲状腺癌、头颈部鳞状细胞癌	磷脂肌醇 -3- 磷酸酯酶；蛋白激酶磷酸酯酶

续表

肿瘤抑制基因	相关遗传性肿瘤综合征	有体细胞突变的恶性肿瘤	编码蛋白的功能
DPC4	家族性幼年性息肉综合征	近50%的胰腺肿瘤、10%～15%的结肠直肠癌存在突变	TGF-β信号通路中的转录因子
E-CAD	家族性弥散型胃癌；小叶性乳腺癌	胃癌（弥散型），小叶性乳腺癌，其他类型肿瘤中突变少见	细胞-细胞间黏附分子
LKB1/STK1	Pautz-Jeghers 综合征	结肠直肠癌中突变少见	丝氨酸/苏氨酸蛋白激酶
EXT1	遗传性多发性外生骨疣	未知	糖基转移酶；肝素硫酸盐链的延长部分
EXT2	遗传性多发性外生骨疣	未知	糖基转移酶；肝素硫酸盐链的延长部分
TSC1	结节性硬化症	未知	未知；参与胞浆小泡定位
TSC2	结节性硬化症	未知	垂体GTP酶激活的RAP1及RAB5蛋白；高尔基体定位
MSSH2/MLH1	遗传性非息肉型结肠癌	结肠直肠癌、胃癌、子宫内膜癌	DNA错配修复

癌基因和抑癌基因的比较

抑癌基因癌基因，两者差异应分清。

表 16-10　癌基因和肿瘤抑制基因的主要区别

特征	肿瘤抑制基因	癌基因
正常功能	调节细胞的生长和增殖；某些肿瘤抑制基因可诱发凋亡	促进细胞的生长和增殖
突变（细胞水平）	隐性（2个等位基因均失活）	显性（1个等位基因突变）
突变的蛋白质效应	功能失去（loss of function）突变	功能获得（gain of function）突变
种系基因突变导致的遗传性癌症综合征	可见于大多数肿瘤抑制基因	仅见于少数癌基因（如 CDK4、KIT、MET 和 RET）

视网膜母细胞瘤的 *RB1* 基因

抑癌基因 *RB1*，能抑视母细胞瘤。基因突变失活性，视母细胞易生瘤。

表 16-11　视网膜母细胞瘤的 *RB1* 基因

基本要点	说明
视网膜母细胞瘤	是婴儿视网膜发生恶变的恶性肿瘤，发病率约 1/20 000 个婴儿
遗传学	①约 40% 的视网膜母细胞瘤是遗传的，子代通过生殖细胞遗传一个突变的 *RB1* 基因。剩下的另一个正常等位基因失活则可产生肿瘤。患病的幼童大多双眼均受累，家族性视网膜母细胞瘤往往表现显性遗传及外显不全 ②约 60% 的视网膜母细胞瘤是散发的，这些病例的视网膜母细胞，往往一个细胞内的 2 个 *RB1* 等位基因体细胞突变而失去活性，由于这种情况发生比较稀有，所以往往发病只表现为单侧肿瘤，且比家族性视网膜母细胞瘤发病年龄要晚
Knudson 二次突变假说	①遗传性视网膜母细胞瘤家族连续遗传时，已经携带一个生殖细胞系的突变，此时若在体细胞内再发生一次体细胞突变就可出现肿瘤，这种突变较易发生，所以发病年龄较早 ②而散发型的视网膜母细胞瘤是由于一个细胞内的两次体细胞突变而产生的，不易发生，所以发病年龄一般较晚
RB1 基因研究	① *RB1* 基因已定位于 13Q14.1 ～ Q14.2 ②基因编码 924 个氨基酸残基的核磷蛋白（$P110^{RB1}$） ③ *RB1* 基因编码的蛋白调控细胞的分裂与增殖，它可结合于 E_2F 蛋白并使其失活，而 E_2F 蛋白是一种转录因子，它在细胞分裂由 G_1 期 S 期运行过程中是一个必要蛋白质

p53、*NH23* 基因等是其他一些常见的肿瘤抑制基因

p53 和 *NH23* 基因，抑癌基因最有名。前者能抑癌发生，后者能防癌转移。

表 16-12　*p53* 基因和 *NH23* 基因

	基本要点
p53 基因	① *p53* 使细胞维持在静止期甚至使细胞产生自杀作用，除非有合适的条件使细胞进入周期进程 ② *p53* 的功能形式为一个四聚体，基因座上的两个等位基因均参与编码四聚体中的亚基，一个 *p53* 等位基因的突变可使整个 *p53* 活性丧失，*p53* 的基因突变表现为"显性失活"特征

续表

基本要点
③ *p53* 基因定位于 17p13.1，其编码蛋白质的 N 端 73 个氨基酸残基为调控活性区域，含有与 mdm-2 细胞周期蛋白结合的区域，*p53* 基因受 mdm-2 基因编码蛋白的调控

	基本要点
NH23 基因	① *NH23* 基因是肿瘤转移抑制基因 ② *NH23* 基因家族中两个成员：*NH23H1* 和 *NH23H2*，均定位于 17q21.3，二者有高度的同源性 ③ *NH23* 蛋白具有核苷二磷酸激酶活性，还有嘌呤结合功能 ④ *NH23* 基因表达水平在低转移肿瘤中明显低于高转移肿瘤。将 *NH23* 基因转染到高转移肿瘤细胞中，可使癌细胞转移潜能下降 ⑤ 目前发现，*NH23* 基因参与乳腺癌、肺癌等多种恶性肿瘤的转移过程

基因杂合性丢失与肿瘤发生

基因杂合性丢失，某些肿瘤可发生。

表 16-13　基因杂合性丢失与肿瘤发生概述

从肿瘤细胞的某些染色体区域丢失一个等位基因，而对于该个体正常细胞来说这一区域是杂合性的，肿瘤细胞的这种现象称杂合性丢失（LOH）
研究发现，某些在视网膜母细胞瘤患者的基因突变是由于 13q14.1-q14.2 区域的缺失或易位
患者其他组织或正常组织细胞中许多基因座是杂合的，但相同的基因座在肿瘤组织中却是纯合的，表现出杂合性丢失或缺失基因的完全表现
单个等位基因的缺失可以产生杂合性丢失；减数分裂时的重组或交换以及染色体不分离也是产生杂合性丢失的可能原因
微卫星 DNA 或串联重复（STR）DNA 多态性可用于杂合性丢失的研究。对于肿瘤抑制基因，可以利用其附近的连锁的微卫星 DNA 多态标记检测杂合性丢失情况

四、肿瘤的多步骤发生

肿瘤的发生步骤

肿瘤发生多步骤，肿瘤发生阶段多。抑癌基因癌基因，相关基因比较多。

基因失活与激活，不同阶段相配合。

表 16-14 肿瘤的多步骤发生

基本要点	说明
肿瘤的发生是多步骤的	细胞癌变往往需要多个癌相关基因的协同作用，要经过多阶段的演变，涉及多种相关基因包括癌基因和抑癌基因的变异
一种肿瘤会有多种基因的变化	同一种具有的改变也会在不同类型肿瘤的发生中起作用，大多数肿瘤的发生与癌基因的激活和（或）抑癌基因的失活有关
不同癌相关基因的激活与失活	在时间上有先后顺序，在空间位置上也有一定的配合
激活方式	在肿瘤的起始阶段，原癌基因激活的方式主要表现为反转录病毒的插入和原癌基因点突变；在肿瘤的演进阶段，抑癌基因激活的方式主要表现为染色体重排、基因重组和基因扩增等
肿瘤发生中的癌基因活化途径	①转录水平的改变：通常表现为活性增高，产生过量的与肿瘤发生有关的蛋白质而导致细胞恶性转化。主要包括强启动子插入二胡DNA片段的扩增等激活方式
	②转录产物的结构变化：产生结构异常的癌蛋白或摆脱了调控基因的控制，出现异常的表达而导致细胞恶性转化。主要包括基因点突变和基因重组等激活方式

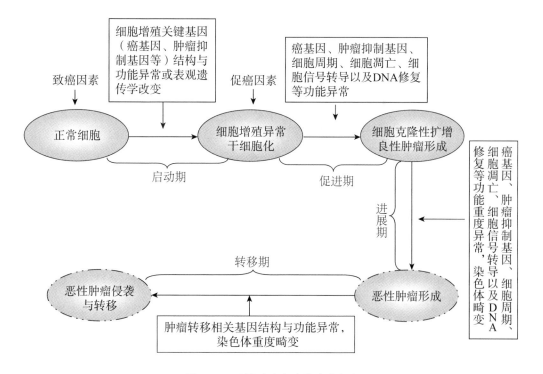

图 16-1 恶性肿瘤多步骤发生机制

第十七章　遗传病的诊断

遗传病的诊断

临床诊断遗传病，包括常规与特殊。

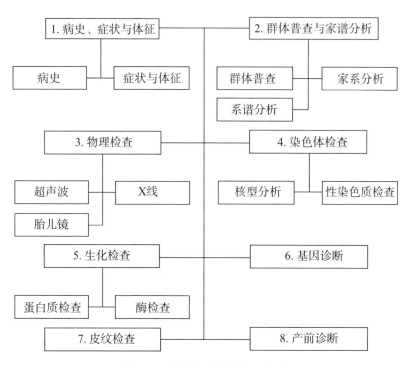

图 17-1　遗传病诊断的主要内容

一、临床诊断和症状前诊断

遗传病的诊断内容

临床诊断同常规，家族婚姻生育史。症状体征要留意，观察特异症候群。
特殊诊断查遗传，筛查基因染色体。

表 17-1 遗传病的诊断

诊断方法	基本要点
临床诊断	
家族史	家族中其他成员的健康状况，有无同种病史，未受累者现有年龄、种族等有关资料；若有异常，应询问其发病年龄、病程特点等。应特别注意家族史资料的准确性
婚姻史	着重了解婚龄、次数、配偶健康状况以及是否近亲婚配
生育史	着重询问生育年龄、子女数目及健康状况，有无流产、死产和早产史，如有新生儿死亡或患儿，则除询问父母及家族成员上述情况外，还应了解患儿有无产伤、窒息，妊娠早期有无患病毒性疾病和接触过致畸因素，如服用致畸药物或接触过电离辐射或化学物质史
症状与体征	应特别注意遗传病特异性症候群
遗传学调查与系谱分析	系谱分析用于区分遗传病和非遗传因素产生的疾病，单基因病、多基因病或染色体病，判断显性或隐性遗传方式，发现遗传异质性疾病与不符合孟德尔遗传方式的疾病
	系谱分析时应注意：①系谱的系统性、完整性和可靠性；②分析显性遗传病时，应注意延迟显性现象；③新发生的基因突变；④显性与隐性的相对性，同一遗传病因采用的观察指标不同而得出不同的遗传方式
细胞遗传学诊断	
染色体分析	染色体检查的指征为：①多发性先天畸形者；②不明原因的智力发育不全、生长迟缓者；③家族中已有染色体异常或先天畸形的个体；④有反复多次早期流产史的妇女及其丈夫；⑤原发性闭经和女性不育症；⑥无精子症男子和男性不育症；⑦两性内、外生殖畸形者；⑧有较长时间、较大剂量射线或致畸致突变物质接触者；⑨恶性肿瘤，尤其是恶性血液病患者
性染色体检查	性染色质检查可进行遗传性别鉴定，常作为性染色体异常所致疾病的辅助诊断，X染色质数目计数分析适用于X染色体异常而引起的性染色体畸形综合征的检出，Y染色质数目计数分析适用于具有1个或1个以上Y染色体个体检出。性染色质检查需依靠染色体检查进行确认
生化检查	包括临床生化检查和遗传病的特异性检查。根据分子代谢病的临床特点，生化检查可以从多个层次检测和分析。如用蛋白质电泳技术检测基因产物、酶活性、反应底物、中间代谢产物或终产物、受体的结合能力等
皮纹诊断	此法应用不广泛
因诊断（分子诊断）	是利用分子生物学分析方法，直接从DNA或RNA检测基因缺陷、表达状况，从而对疾病做出诊断的技术（见表17-3）

二、产前诊断和植入前诊断

产前诊断和植入前诊断

预防患儿之出生，产前诊断来把关。进行体外受精时，应做植入前诊断。

表 17-2 产前诊断和植入前诊断

基本要点	
产前诊断	
产前诊断方法	①遗传学检查，如细胞培养、染色体检查、分子诊断等
	②生化检查，如特殊蛋白质、酶、代谢底物、中间产物和终产物等
	③物理诊断，如 B 超、X 线、胎儿镜、电子监护等
适应证	①孕妇夫妇之一有染色体畸变，特别是平衡易位携带者，或者孕妇夫妇染色体正常，但出生过染色体异常的患儿的孕妇夫妇
	②35 岁以上的高龄孕妇
	③孕妇夫妇之一有开放性神经管畸形，或出生过这种畸形患儿的孕妇夫妇
	④孕妇夫妇之一有先天性代谢缺陷，或出生过这种患儿的孕妇夫妇
	⑤X 连锁遗传病基因携带者孕妇
	⑥原因不明的习惯性流产的孕妇
	⑦羊水过多的孕妇
	⑧孕妇夫妇之一有致畸因素接触史的孕妇
	⑨具有遗传病家族史，又系近亲婚配的孕妇
取材方法	羊水穿刺、绒毛吸取术、脐带穿刺术、胎儿镜检查、孕妇外周血胎儿细胞富集以及游离的胎儿 DNA 或 RNA 分析等
植入前诊断	体外受精的胚胎，发育到 4～8 细胞期，通过显微镜操作技术取出单个卵裂球细胞，应用 PCR、FISH 等技术进行快速的遗传学分析，可避免人类遗传缺陷的发生

三、基因诊断（分子诊断）

基因诊断

基因诊断特异强，临床应用可推广。

表 17-3 基因诊断

基本要点	说明
基因诊断的策略	①进行基因突变的检测
	②mRNA 检测
	③基因连锁检测
	④后天基因突变引起的疾病
	⑤病原体（细菌、病毒、寄生虫等）检测

续表

基本要点	说明
	⑥个体识别、亲子关系判定、法医物证
基因诊断的基本技术	①核酸分子杂交：检测样本中是否存在相应的基因以及相应基因的表达状态等。具体方法有斑点印迹杂交、原位杂交、PCR-ASO 和基因芯片技术等 ②其他常用技术：有 PCR-RFLP、PCR-SSCP、RT-PCR、DHPLC 和 Western blot 法等
基因诊断技术的应用	①在遗传病中的应用：已用于镰状细胞贫血的基因诊断、血友病 A 的基因诊断、α 地中海贫血的基因诊断等 ②在肿瘤中的应用：已用于肺癌、乳腺癌、大肠癌等的诊断

表 17-4　基因诊断方法的选择

基因异常类型	基因分析方法	检测条件
基因缺失	基因组 Southern 印迹杂交	缺失基因的探针
	PCR 技术	引物包括缺失或在缺失部位内
点突变	RFLP 分析	突变导致其切点消失的限制酶
	ASO 杂交	正常或异常的 ASO 探针
	PCR 产物的多态性分析	引物扩增序列包含点突变部位
基因已知但 DNA 序列异常不明确	SSCP 分析	在已知位点测定新的等位基因类型，等位基因的类型多于两类
基因未知	基因的连锁分析	与疾病连锁的多态性位点探针或引物

第十八章 遗传病的治疗

一、遗传病的治疗原则

遗传病的治疗原则

治疗效果应评估，不同级别法不同。长期疗效亦评估，效果难以达预期。

杂合子和症状前，治疗措施应考虑。治疗策略有多种，根据病情来选用。

表 18-1 遗传病的治疗原则

基本要点	说明
治疗效果的评估	①由于不同类型的遗传病的发病基础和机制不同，所采用的治疗方法也不一样 ②单基因病特别是先天性代谢病的治疗按禁其所忌、去其所余和补其所缺的原则进行，即主要采用内科治疗法 ③多基因病往往是一些较常见的多发病及某些先天畸形，在其发病中环境因素起一定作用，故利用药物治疗或外科手术治疗可以收到较好的效果 ④染色体病则是令人棘手的一类疾病，目前不仅无法根治，改善症状也很困难。只有少数性染色体病如 Klinefelter 综合征，在发育早期如使用睾酮进行治疗，可以改善患者的第二性征；对于真两性畸形，则可进行外科手术治疗等
疗效的长期评估	①遗传病的治疗与一般疾病的治疗疗效不同，遗传病治疗的初期效果明显，但长期观察则达不到预期目的 ②对一些遗传病的短期治疗是有效的，长期治疗则会产生一些不良反应 ③众多多基因病的治疗应重视环境条件，而在目前状态下，环境条件的改善是多基因遗传病治疗中更为重要的一部分
杂合子和症状前的治疗	①对尚未出现临床表现的杂合子，症状前患者是否应该实施预防性的治疗措施不能一概而论 ②不少遗传病的杂合子也会表现出临床症状，严重者可致死 ③症状前患者则是在一定条件下会发病者，对他们的治疗既取决于这类疾病的严重程度，治疗的近期、远期效果，药物不良反应大小，也取决于人们对这种问题的道德取向，不必一概而论，需要认真细致地考虑再做决定
治疗策略	①针对突变基因的体细胞基因的修饰与改善 ②针对突变基因转录的基因表达调控 ③蛋白质功能的改善 ④临床水平的内、外科治疗以及心理治疗等

二、遗传病的传统的治疗方法

遗传病的治疗方法

传统治疗遗传病，常用方法有三种。手术治疗和药物，饮食治疗有作用。

表 18-2　遗传病的传统治疗方法

基本要点	说明
手术治疗	
手术矫正	①对遗传病造成的畸形可用手术进行矫正或修补 ②对某些先天性代谢病可用手术的方法调整体内某些物质的生化水平
器官和组织移植	①有针对性地进行组织或器官的移植是治疗遗传病的有效方法 ②对某些先天性代谢病患者进行器官移植而达到治疗目的 ③对患有某些遗传病的胎儿进行宫内手术治疗
药物治疗	
出生前治疗	可以大幅度减轻胎儿出生后的遗传病症状
症状前治疗	可以预防遗传病的症状发生
现症患者的治疗	①去其所余 a. 应用螯合剂 b. 应用促排泄剂 c. 利用代谢抑制剂 d. 血浆置换或血浆过滤 e. 平衡清除法 ②补其所缺 a. 对某些因 X 染色体畸变引起的女性疾病，可以补充雌激素，使患者的第二性征得到发育，也可以改善患者的体格发育 b. 有些遗传病是因为某些酶缺乏导致代谢产物不足，如给予补充，可改善症状 ③酶疗法 a. 酶诱导治疗：在某些情况下，酶活性不足不是结构基因的缺失，而是其表达功能"关闭"，可使用药物、激素和营养物质使其"开启"，诱导其合成相应的酶 b. 酶补充疗法：向患者体内输入纯化酶制剂是酶补充疗法的重要途径。目前采用将纯化酶制剂装入载体后再输入患者体内的办法。应用酶受体介导分子识别法补充酶也已经取得临床疗效 ④维生素疗法 有效遗传代谢病是酶反应辅助因子（如维生素）合成不足，或者是缺乏的酶与维生素辅助因子的亲和力降低，因此通过给予相应的维生素可以纠正代谢异常

续表

基本要点	说明
饮食疗法	
产前治疗	用于已经根据系谱分析和产前诊断确诊多种遗传病的患儿。有些遗传病可以在母亲妊娠期间就进行饮食治疗，使患者症状得到改善
现症患者的治疗	①目前，针对不同的代谢病已设计出 100 多种奶粉和食谱。如果在出生后立即给患儿服用这种奶粉，可使患儿症状得到缓解 ②减少患者对所忌物质的吸收是饮食疗法的另一条途径，亦可减轻症状的出现，而且更易被接受

三、基因治疗

基因治疗的策略

基因治疗策略多，仔细数来有 7 个。修正替代与增强，基因抑制或失活。
自杀基因可应用，免疫基因与耐药。

表 18-3　基因治疗的策略

基本要点	说明
基因修正	基因修正指将致病基因的突变碱基序列纠正，而正常部分予以保留
基因替代	基因替代指去除整个变异基因，用有功能的正常基因取代之，永久更正致病基因。传统上所谓基因治疗实际上就是基因替代疗法，像外科手术一样
基因增强	基因增强指将目的基因导入病变细胞或其他细胞，目的基因的表达产物可以补偿缺陷细胞的功能或使原有的功能得到加强
基因抑制或失活	①导入外源基因来干扰、抑制有害基因的表达 ②利用反义技术封闭某些特定基因表达，以达到抑制有害基因表达的目的
自杀基因的应用	将某种微生物中某基因产生的一种酶，使原无细胞毒或低毒药物前体转化为细胞毒，将细胞本身杀死
免疫基因治疗	把产生抗病毒或肿瘤免疫力的对应与抗原决定簇基因导入机体细胞以达到治疗目的
耐药基因治疗	在肿瘤治疗时，为提高机体耐受化疗药物的能力，将产生抗药物毒性的基因导入人体细胞，使机体能耐受更大剂量的化疗

基因治疗的种类

根据靶 C 分两种，体 C 治疗常应用。转移途径有两种：直接活体与回体。

转移方法有多种，物理化学生物等。

表 18-4　基因治疗的种类

分类根据	基因治疗种类
靶细胞的类型	①生殖细胞基因治疗 ②体细胞基因治疗
转移的途径	① in vivo：称为直接活体转移，指将含外源基因的重组病毒、脂质体或裸露的 DNA 直接导入人体。此操作简便、容易推广，但尚不成熟，存在疗效短、免疫排斥及安全性等问题 ② ex vivo：称为回体转移，指外源基因克隆至一个合适的载体，首先导入人体外培养的自体或异体（有特定条件）细胞，经筛选后将能表达外源基因的受体细胞重新输回受试者体内。此法比较经典、安全，而且效果较易控制，但是步骤多、技术复杂、难度大，不容易推广
基因转移方法	物理、化学和生物学等方法

基因治疗的方法

基因治疗方法多，不断改进和探索。

表 18-5　基因治疗的方法

基因治疗方法	说明
目的基因的转移	有物理法、化学法、膜融合法、受体载体转移法、同源重组法、病毒介导转移法等
靶细胞的选择	常用骨髓细胞，其他如肝细胞、神经细胞、内皮细胞、肌细胞也可用
反义寡核苷酸技术	将人工合成的反义寡核苷酸导入细胞，使它识别并结合到靶 mRNA 上，从而使之失活
三链形成寡核苷酸	是一段 DNA 或 RNA 寡核苷酸在 DNA 大沟中以 Hoogsteen 氢链与 DNA 高嘌呤区结合，形成三链结构
核酶与核酶介导的反式剪接	可用于治疗肿瘤和 HIV 感染
RNA 干扰	可显著抑制致病基因的表达
药物靶向治疗	可对肿瘤等不同疾病进行基因治疗
多药耐药基因疗法	可用于治疗肿瘤
抑癌基因疗法	对 *TP53* 基因的研究较多，可用于治疗肿瘤

四、适于基因治疗的遗传病

适于基因治疗的遗传病

基因治疗遗传病，选择疾病要合适。治疗基因能克隆，要能有效来调控。
克隆基因能表达，治疗价值须评估。

表 18-6　适于基因治疗的遗传病

基本要点	说明
进行成功基因治疗的必要条件	①选择合适的疾病 ②掌握该病分子缺陷的本质 ③矫正遗传病的治疗（或正常）基因得到克隆 ④克隆基因的有效表达 ⑤克隆基因的有效调节 ⑥可利用的动物模型
进行基因治疗的价值评估	①人群中的发病率 ②疾病对患者的危害性 ③患者对家庭和社会的影响 ④其他方面的可用性
基因治疗有待克服的问题	①将足够的治疗（外源）性基因导入合适的靶细胞 ②外源基因的表达调节 ③建立合适的动物模型

五、转基因治疗的技术考虑

转基因技术

选择靶 C 和载体，要有适当表达率。基因表达应可调，基因转染要考虑。

表 18-7　转基因治疗的技术考虑

基本要点	说明
靶细胞选择	①靶细胞选用：应该是在体内能保持相当长的寿命或者具有分裂能力的细胞，这样才能使转入的基因能有效地、长期地发挥"治疗"作用 ②干细胞、前体细胞都是理想的转基因治疗靶细胞 ③骨髓细胞是唯一满足以上标准的靶细胞，而骨髓的抽取、体外培养、再植入等所涉及的技术都已成熟；另一方面，骨髓细胞还构成了许多组织细胞（如单核／巨噬细胞）的前体 ④肝细胞、神经细胞、内皮细胞、肌细胞也可作为靶细胞来研究或实施转基因治疗

基本要点	说明
载体选择	①目前用于转基因的载体最常用的有质粒、病毒载体 ②在选择载体时，需要考虑的是载体对机体的毒性、载体所携带的转录启动子启动转录的效率、载体对靶细胞的转染效率等 ③用较大的质粒（如人工酵母染色体，YAC）来实现大 kb 基因的转染
转基因过程中的注意事项	①被转基因在靶细胞中应具有适当的表达效率 ②被转基因的表达必须受到严格调控 ③需要特别考虑大片段基因的转染以及不分裂细胞的转染

六、基因治疗的临床应用

基因治疗的临床应用

基因治疗技术新，遗传性病已应用。

表 18-8　目前临床试用的基因治疗遗传性疾病

疾病名称	传递的基因或产物	靶细胞或组织	载体
α_1- 抗胰蛋白酶缺乏症	α_1- 抗胰蛋白酶	呼吸道	脂质体
慢性肉芽肿	P^{47PHoX}	骨髓细胞	反转录病毒
囊性纤维化	囊性纤维化跨膜调节蛋白	呼吸道	腺病毒、脂质体、腺伴随病毒
家族性高胆固醇血症	低密度脂蛋白受体	肝细胞	反转录病毒
范可尼综合征	互补组 C 基因	造血祖细胞	反转录病毒
高雪病	葡萄脑苷脂酶	周围血细胞或造血干细胞	反转录病毒
亨特综合征	艾杜糖醛酸 -2- 硫酸	淋巴细胞	反转录病毒
腺苷脱氢酶缺乏引起的免疫缺陷病	腺苷脱氨酶	淋巴细胞	反转录病毒

迄今为止，只有 20 种遗传病被列为基因治疗的主要对象，其中对部分疾病的研究已进入临床试验阶段

其他几种疾病的基因治疗

临床其他多种病，基因治疗也可用。

表 18-9　其他几种疾病的基因治疗

疾病名称	基本要点
免疫缺陷	
原发性免疫缺陷	多有遗传背景，如淋巴细胞功能协同抗原（LFA-1）缺损是近年来发现的免疫分子缺损，LFA-1 缺损是一种白细胞黏附分子缺损（LAD）
LFA-1 缺损	①LFA-1 存在于淋巴细胞、单核细胞及粒细胞表面，由 α、β 链以非共价链连接而成。LFA-1 缺损是 β 链基因突变所致 ②采用二步法将含 β 链的 cDNA 输给 LAD 患者的 B 细胞，B 细胞可表达 LFA-1 分子，Northern 印迹证实细胞内含大量外源性 β 链 mRNA，功能实验证明，LFA-1 可与其配体分子相互作用，说明 LFA-1 缺损已得到纠正
肿瘤的基因治疗	
对宿主细胞的修饰	①将一些对细胞毒药物有抗性的基因转移至造血前体细胞以降低治疗药物对骨髓的毒性，这样就可以用高剂量的药物杀伤肿瘤细胞而不破坏骨髓细胞 ②涉及免疫系统，如果抗肿瘤应答（如 CTL、TIL 等）已经存在，导入细胞因子的基因就可能扩大抗肿瘤效应
对肿瘤细胞的修饰	①改正肿瘤细胞的基因突变，降低其生长率，诱导肿瘤消退 ②导入酶药物前体（pro-drug），形成肿瘤特异的敏感性 ③导入目的基因以增强肿瘤的免疫原性，从而被机体的免疫系统所识别
艾滋病的基因治疗	①抗病毒基因治疗（细胞内免疫）：指将人工构建的一个重组基因导入易感细胞内，该重组的基因可在转染细胞中表达病毒基因的反义核酸或病毒蛋白的突变体，以便有效干扰野生病毒的复制和增殖 ②基因免疫治疗：包括体内直接注射 DNA（基因免疫接种）以及转移针对 HIV-1 抗原特异性的携带自杀基因的 CD8$^+$ T 细胞，以治疗 HIV 感染。此外，阻断 HIV 和 CD4 结合也是治疗 HIV 感染的策略之一，即将重组的可溶性 CD4 基因直接注射或导入体外培养的人 T 细胞再输回体内
乙型肝炎的基因治疗	①用无唾液酸基血清类黏蛋白与多聚 L- 赖氨酸结合，将特异双链 DNA 或者单链 DNA（反义顺序）输入具有无唾液酸基黏蛋白受体的肝细胞 ②应用反义寡脱氧核苷酸已经成功抑制了体内 HBV 的复制，将反义序列经静脉注射到感染的北京鸭体内，与对照组比较，发现用 2 种不同的反义寡脱氧核苷酸，对病毒复制的抑制超过 90%
血管疾病的基因治疗	①在特定的部位将转移基因转移到血管壁细胞，转移基因所编码的重组蛋白在该处持续表达，从而产生有意义的生物学效应，最终达到治疗效果 ②在血管成形术中，目前可应用局部导管经皮进行基因转移。随着重组 DNA 技术的发展，已经设计出了一些新的载体，以较高的转化率将 DNA 导入血管内皮和导管肌细胞内

七、转基因治疗的问题与风险

 转基因治疗的问题与风险

应用转基因疗法，治疗风险也不少；

导入基因寿有限，需要多次来治疗；

导入基因给患者，表达效率应提高；

此种疗法苗头好，安全问题很重要。

表 18-10　转基因治疗的问题与风险

基本要点	说明
导入基因的持续表达	①由于外周血淋巴细胞和皮肤成纤维细胞都有一定的寿命限制，所以需不断为患者回输含目的基因的细胞 ②目前有许多实验室在研究生命较长的靶细胞，如造血干细胞和骨髓细胞
导入基因的高效表达	①迄今，所有导入细胞的目的基因的表达率都不高，这与基因转移方法、靶细胞的选择等有关 ②已有一些实验室正在研究将高效启动子构建入反转录病毒载体，如人巨噬细胞病的启动子，但由于存在组织特异性的问题，并非一个启动子适于所有基因的高效表达，所以还要进一步的研究以解决临床上导入基因的高效表达
安全性问题	①虽然已有的临床试验还未出现野生型病毒感染现象，但仍必须重视反转录病毒基因转移系统的安全性问题 ②目前，基因治疗研究尚未发现重点整合、置换有缺陷或有害基因这一阶段，治疗基因在基因组中随机整合，有可能激活原癌基因或失活抑癌基因，引起细胞恶性转化 ③如果以生殖细胞作为靶细胞，情况会发生变化，也就是说，当被转基因插入到生殖细胞（或受精卵）基因组中某个基因时，受影响的就仅仅是这个细胞本身（如果这个生殖细胞参与受精并形成受精卵发育成胚胎，则可能影响整个个体，甚至影响该个体遗传下去的世世代代）

第十九章　遗传咨询

遗传咨询的意义

遗传病，可预防，保护环境少受伤。饮食调理有作用，遗传咨询有功效。

遗传知识不神秘，应当普及和提高，优生优育应提倡，遗传疾病可减少。

一、遗传咨询的临床基础

遗传咨询的种类

遗传咨询种类三：婚前产前及一般。

表 19-1　遗传咨询的种类

种类	说明
婚前咨询	①本人或对方家属中的某种遗传病对婚姻的影响及后代健康估测 ②男女双方有一定的亲属关系，能否结婚；如果结婚，对后代的影响有多大 ③双方中有一方患某种疾病，能否结婚；若结婚，是否会传给后代
产前咨询	①双方中一方或家属为遗传病患者，生育子女是否会患病，得病机会的大小 ②曾生育过遗传病患儿，再次妊娠是否会生育同样患儿 ③双方之一有致畸因素接触史，会不会影响胎儿健康
一般咨询	①本人有遗传病家族史，这种病是否会累及本人或子女 ②习惯性流产是否有遗传方面的原因，多年不育的原因及生育指导 ③有致畸因素接触史，是否会影响后代 ④某种畸形是否与遗传有关 ⑤已诊断的遗传病能否治疗等

遗传咨询应具备的条件

遗传咨询要搞好，条件具备很重要。

表 19-2　遗传咨询应具备的条件

基本要点	说明
地点	遗传咨询一般是在遗传医学中心和综合性医院设立的遗传咨询门诊进行
遗传咨询医师	①对遗传学的基本理论、原理、基本知识有全面的认识与理解 ②掌握诊断各种遗传病的基本技术，包括临床诊断、酶学诊断、细胞遗传学诊断和基因诊断等技术

续表

基本要点	说明
	③能熟练运用遗传学理论对各种遗传病进行病因分析，确定遗传方式，并能区分出是上代遗传而来还是新产生的突变 ④需要掌握某些遗传病的群体资料，包括群体发病率、基因频率、携带者频率和突变率，才能正确估计复发风险 ⑤对遗传病患者及其家属在咨询商谈的过程中要热情、耐心，具有同情心，进行详细的检查，正确诊断，尽可能给予必要的诊疗
实验室和辅助检查手段	①实验室除一般医院常规化验外，还应有细胞遗传学、生化遗传学及分子遗传学等方面的检测 ②辅助性检测手段包括X线、超声、心电图、脑电图、肌电图、各种内镜、造影技术、断层扫描等
各种辅助性工作基础	①有各种辅助性工作基础，例如病案的登记，特别是婚姻史、生育史、家族史（包括绘制系谱图）的记录和管理 ②产前诊断必要的绒毛、羊水、胎血采集技术的配合 ③处理阶段所需的避孕、流产、绝育、人工授精等手段

遗传咨询的主要步骤

准确诊断是第一，遗传方式应确定。再发风险可估计，对策措施能执行。

随访工作不能少，预防效果可提高。

表 19-3 遗传咨询的主要步骤

基本要点	说明
准确诊断	①遗传病的诊断主要是通过病史、家族史的咨询和调查来绘制系谱图的 ②再通过临床诊断、染色体检查、生化与基因诊断、杂合子检查、皮纹检查及辅助性器械检查等方法，尽力做出明确的诊断
确定遗传方式	①大多数遗传病的遗传方式是已知的，因此确定诊断后，随之也就能了解该病的遗传方式 ②对于有拟表型和遗传异质性的疾病，通过家系调查，分析遗传方式
再发风险的估计	①不同种类的遗传病，其子代的再发风险率均有其各自独特的规律 ②在明确诊断、确定遗传方式以后，分别计算再发风险率
提出对策和措施	①产前诊断。在先证者所患遗传病较严重且难于治疗，再发风险高，但患儿父母又迫切希望有一个健康孩子的情况下，可运用产前诊断进行选择生育 ②冒险再次生育。在先证者所患遗传病不严重且只有中度再发风险率（4%～6%）时，可以做此项选择 ③不再生育。对于一些危害严重、致残的遗传病，目前尚无有效治疗方法，也不能进行产前诊断，再次生育时再发风险很高，宜采取这种对策

基本要点	说明
	④过继或领养。对于一些严重且致残或致死的遗传病，目前无治疗方法，再发风险高，又无产前诊断手段，但咨询者又迫切希望有一个健康的孩子，可采取这种对策
	⑤人工授精。一对夫妇婚后生出了严重的常染色体遗传病患儿，或丈夫患严重的常染色体遗传病，或丈夫为染色体易位携带者，而且已生出了遗传病患儿，再次生育时再发风险高，又无产前诊断方法，这时可采取此对策
	⑥借卵怀胎。如果第5项中的情况发生于一对夫妇中的妻子，可由供卵者提供卵子，与丈夫的精子在体外进行人工授精，再植入妻子的子宫内，可望得到一个健康的孩子
随访和扩大咨询	①为了确证咨询者提供信息的可靠性，观察遗传咨询的效果和总结经验教训，有时需要对咨询者进行回访，以便改进工作
	②咨询医师应利用随访的机会，在扩大的家庭成员中，就某种遗传病的传递规律、有效治疗方法、预防对策等方面，进行解说、宣传，了解家庭其他成员是否患有遗传病，特别是查明家庭中的携带者，可以扩大预防效果

二、遗传病的再发风险率的估计

遗传病的再发风险率及其估计

遗传咨询之核心，估计再发风险率。

表 19-4　遗传病的再发风险率及其估计

基本要点	说明
再发风险率	①再发风险率又称复发风险率，是曾生育过一个或几个遗传病患儿，再生育该病患儿的概率 ②染色体病和多基因病以其群体发病率为经验危险率，只有少数例外。单基因病则根据孟德尔规律做出再发风险的估计
再发风险率的估计 染色体病再发风险率的估计	①再发风险率实际上就是经验风险率，或称群体发生率 ②大多数三体综合征的发生与孕妇年龄呈正相关，即随着孕妇年龄增大，三体综合征的再发风险率也随之增大

基本要点	说明
常染色体显性遗传	1. 在一般情况下，AD 患者多为杂合子，AD 遗传子女的再发风险率为 50%，已生育一胎患儿后，以后再生弟妹发病风险率也为 50%，没有发病的子女其后代通常不发病 2. 在具体工作中常易遇到如下两个问题： ① 外显率： a. 外显率是指杂合子中的显性基因或纯合子中的隐性基因所产生的可检出遗传病百分率 b. 当一个个体 100% 发生相应的遗传病时，为完全外显 c. 当一个个体携带某一突变基因而无临床表现时，为不完全显性，此时外显率低于 100% d. 当外显率降低时，会造成许多遗传病与孟德尔分离律的预期值不相符，计算再发风险率时应进行校正。若外显率为 K，则子女患病概率为 K/2 ② 新的突变： a. 对于一个外显完全的、规则的常染色体显性遗传病来说，如在一个正常的家系中突然出现新的患者，则该例患者很可能是新的基因突变的结果 b. 此患者的子代再发风险率为 50%，但其弟妹再发风险率则并不高于群体中的一般发病率 c. 新发生的突变者在全部患者中所占比例与该病的适合度有关
常染色体隐性遗传	① 只有当父母双方均为携带者时，子女才有 25% 的概率患病，如已生育一个或几个患儿，再发风险率仍为 25% ② 一般在小家系中呈散发性，大家系中可见到同时患病的同胞，患者的子女一般不发病，在少数情况下可能发病，取决于患者的配偶： a. 患者的配偶如为正常纯合子，则子女均为杂合子，为外表正常的隐性致病基因的携带者 b. 患者的配偶如为杂合子，则子女有 50% 的再发风险率 c. 患者配偶如为同类疾病患者，则其子代通常均会发病
X 连锁隐性遗传	① 临床上常见的情况为杂合子女性与正常男性婚配，后代中男孩有 1/2 可能患病，女孩不发病，但有 1/2 为携带者 ② 正常女性与男性患者婚配，后代中男孩均不患病，女孩均为携带者
X 连锁显性遗传	① 男性患者与正常女性婚配所生子女中，男孩都正常，女孩都发病 ② 女性患者与正常男性婚配所生子女各有 1/2 可能发病
多基因疾病	一般采用经验再发风险
Bayes 定律的应用	① 此定律又称为逆概率定律，即后概率等于前概率乘条件概率除以前概率乘条件概率的总和。将前概率与条件概率相乘，即可得出各自的联合概率 ② Bayes 定律在遗传咨询中的应用，主要是在双亲之一或双方的基因型未知的情况下，估计未发病子女或以后出生子女的再发风险率，从而使遗传咨询结果更为准确，是用以作为遗传咨询的主要依据

三、遗传病的群体筛查

（一）新生儿筛查

新生儿筛查

实行新生儿筛查，早期发现遗传病。我国逐渐已开展，有效提高防治率。

表 19-5 新生儿筛查

基本要点	说明
概念	新生儿筛查是对已出生的新生儿进行某些遗传病的症状前诊断，是出生后预防和治疗某些遗传病的有效方法
意义	进行新生儿筛查的这些疾病发病率高，危害大，早期治疗可取得较好的疗效
开展情况	有些国家已将此项措施列入优生的常规检查，可筛查的病种已达 12 种，我国列入筛查的疾病有 PKU、家族性甲状腺肿和 C6PD 缺乏症（南方）
采样	新生儿筛查一般是用静脉血或尿作为材料 血样的采集是在出生后 3～4 d，从足跟部采血用滤纸吸全血，形成血斑。尿样的采集是在新生儿的尿布中夹滤纸或直接收集新鲜尿液 1～2 ml
新生儿筛查的常用方法	①用细菌抑制法筛查苯丙酮尿症 ②噬菌体抗体检测法筛查半乳糖血症 ③用血斑滤纸的提取液筛查家族性甲状腺肿

（二）杂合子筛查

杂合子筛查

实行杂合子筛查，携带者可早确定。及时指导和咨询，有利预防遗传病。

表 19-6 杂合子筛查

基本要点	说明
杂合子定义	杂合子是指表型正常、但带有致病遗传物质（致病基因或染色体畸变）、能传递给后代使之患病的个体，一般包括：带有隐性致病基因的个体（杂合子）；带有平衡易位染色体的个体；带有显性致病基因而暂时表现正常的顿挫型或迟发型外显者
携带者筛查	携带者筛查是指当某种遗传病在某一群体中有高发病率时，为了预防该病在群体中的发生，采用经济实用、准确可靠的方法在群体中进行筛查，筛出携带者后则进行婚育指导，即可达到预期目标

基本要点	说明
携带者筛查对遗传病的预防意义	①人群中许多隐性遗传病的发病率较低，但杂合子的比例却相当高，如两个携带者婚配，及时检出这些隐性基因携带者，进行婚育指导，意义很大 ②染色体平衡易位者可有较大比例出生死胎或染色体异常患儿，所以及时检出有助于对该病的确诊和发病风险的推算，也便于进行遗传咨询和指导 ③对显性遗传病的携带者，如能及时检出，更可能预先控制发病的诱因或中间环节，防止发病或阻止病情进展，意义更大

（三）产前诊断

产前诊断

有效预防遗传病，产前诊断莫看轻。

表 19-7　产前诊断

基本要点	说明
概念	①产前诊断又称宫内诊断，是对胚胎或胎儿在出生前是否患有某种遗传病或先天畸形做出准确的诊断 ②在遗传咨询的基础上，对高风险的妊娠进行产前诊断，如果确认为正常胎儿，则继续妊娠至足月生产；如果确认胎儿患有一种遗传病，则选择性流产，这是预防遗传病患儿出生的有效手段
适应证 可进行产前诊断的遗传病	①染色体病 ②特定酶缺陷所致的遗传性代谢病 ③可进行 DNA 检测的遗传病 ④多基因遗传的神经管缺陷 ⑤有明显形态改变的先天畸形
应接受产前诊断的适应证	①35 岁以上的高龄孕妇或夫妇一方有明显致畸因素接触史 ②夫妇之一有染色体数目或结构异常者；或曾生育过染色体病患儿的孕妇 ③已知或推断孕妇是 AR 或 XR 携带者；曾生育过染色体病患儿的孕妇 ④曾生育过先天畸形（尤其是神经管畸形）儿的孕妇 ⑤有原因不明的自然流产、畸胎、死产及新生儿死亡的孕妇
实验室检查	①胎儿形态特征检查 ②生物化学检查 ③染色体分析 ④DNA 分析

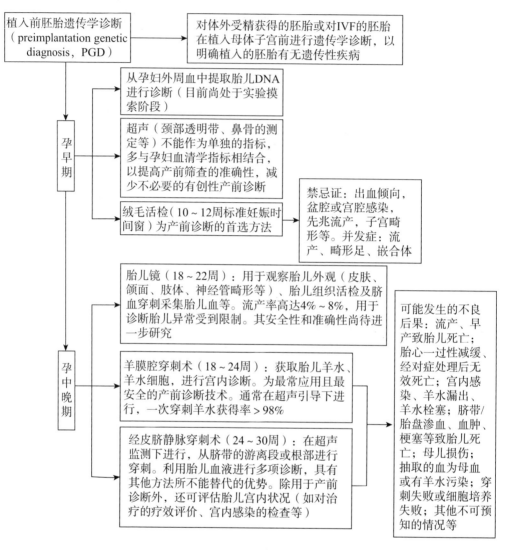

图 19-1 产前诊断
目前临床广泛应用的是有创伤性产前诊断方法

四、遗传与优生

遗传与优生

实行优生和优育，优生科学真正好。遗传素质可改善，人口素质可提高。

表 19-8　遗传与优生

基本要点	说明
优生学的概念	①优生科学是研究使用遗传学的原理和方法以改善人类遗传素质的科学，以使人类能够获得体质健康、智力优秀的后代为目的 ②优生科学是一门综合性学科，涉及医学遗传学、临床医学及环境科学等众多领域；同时，优生科学又是一项社会工程，必须通过社会措施才能在群众中广泛开展，因此，它又涉及人口学、伦理学、社会学和法学等社会科学 ③随着科学的发展，优生的概念也有所扩展，除了改善遗传素质外，现代优生科学还包括通过改善后天环境的各种措施，使优秀的遗传素质得到充分发挥，以确保人们能够得到优秀的后代，这也就是人们通常所说的优育
优生意识由来已久	①在原始社会婚姻制度尚未健全的历史阶段，以及在少数比较原始的地区，就有对出生时有显著残疾的婴儿予以处死的风俗习惯，仅从选择较为优秀的后代这一角度来说，这也是一种原始的优生意识 ②到了氏族社会和封建社会，人类婚姻关系进步，逐渐排除直系血亲之间的婚配 ③人类进入有文字的历史阶段之后，优生思想就以各种方法在文化典籍中得到表达并流传下来
优生学发展的"误区"	① Galton 以及后来一些优生学者们都过分强调了人类聪明才智的遗传，宣扬民族优劣，将阶级差别与遗传学等同起来 ②种族主义和优生学中的伪科学成分相结合，为反动政客所利用，带来了极为严重的恶果，在纳粹德国达到了顶峰
优生和优育	①优生是强调"生"得"优"，其重点内容是减少出生缺陷。也就是说，优生侧重于改善人类的基因型 ②优育则着眼于表现型的正常表达。所以，广义的优育工作还应包括良好的家庭教育、学校教育和社会教育 ③只有优生和优育双管齐下，才能培养出真正德、智、体全面发展的后代，使我国人口素质得以提高 ④优育的分类： a.环境学：研究如何改善人类的物理、生物和社会的环境条件，从而保证个体的体格和智力得以健康发展，其主要内容包括孕期医学、围产期医学、婴幼儿保健和幼儿教育等 b.优形学：是利用药物和手术等医疗手段来治疗遗传病及矫正畸形，以达到补偿和挽救某些有遗传病的个体的目的。此外，优形学主张改善环境条件，控制表型的形成 c.优心学：是一门新兴学科，其主要研究内容为下述两个方面：首先，研究怎样保证孕妇在怀孕过程中保持良好的心理状态；其次，研究怎样培养幼儿有健康的心理状态和优美的行为

附录　医学遗传学名词解释

医学遗传学名词术语

学习医学遗传学，名词解释莫记错。

附表　医学遗传学常用名词术语

名词	定义或概念
医学遗传学（medical genetics）	应用遗传学的理论与方法研究遗传因素在疾病的发生、流行、诊断、预防、治疗和遗传咨询等中的作用机制及其规律的遗传学分支学科
遗传性疾病（genetic disease）	指其发生需要有一定的遗传基础，通过这种遗传基础并按一定的方式传于后代发育形成的疾病
先天性疾病（congenital disease）	一般是指婴儿出生时就已表现出来的疾病
家族性疾病（familial disease）	指一个家族中多个成员都表现出来的同一种病，即某一种疾病有家族史
卫星 DNA（satellite DNA）	以 5 bp、10 bp 或 20 bp、200 bp 为一个重复单位，经过多次重复串联，长度可达 10^5 bp，约占整个基因组 10% ～ 15% 的简单序列 DNA
基因组（genome）	一个物种所有遗传信息的总称。通常表述为一个单倍体细胞中全部的基因或遗传物质
结构基因（structural gene）	决定合成某一种蛋白质或 RNA 分子结构相应的一段 DNA。结构基因的功能是将携带的遗传信息转录给 mRNA，再以 mRNA 为模板合成具有特定氨基酸序列的蛋白质或 RNA
断裂基因（split gene）	真核生物的结构基因，编码序列往往被非编码序列所分割，呈现断裂状的结构
基因家族（gene family）	一组来源相同、结构相似、功能相关的基因。它们在基因组中的拷贝只有微小的差别，并行使相关的功能
单一基因（solitary gene）	指在基因组中只有单个或极少数拷贝的基因
外显子（exon）	指编码氨基酸的序列
内含子（intron）	指位于外显子之间的非编码序列
调节基因（regulator gene）	指能控制结构基因转录起始和产物合成速率并能影响其他基因活性的一类基因

名词	定义或概念
串联重复基因 （tandemly repeated gene）	连续或不连续的首尾串联重复排列的多拷贝基因
假基因（pseudogene）	在多基因家族中，某些成员不产生有功能的基因产物的基因
单一序列 （unique sequence）	单一序列是指在基因组中只有单个或极少数拷贝的基因
重复序列 （repetitive sequence）	重复序列是指连续或不连续的首尾串联重复排列的多拷贝基因
编码链（coding strand）	编码链是指与模板链互补的链，即基因中编码蛋白质的那条链
反编码链 （anticoding strand）	反编码链是指 DNA 双链中作为模板指导与之互补的 RNA 合成的链
密码子（codon）	密码子是指由三个相邻的核苷酸组成的 mRNA 基本编码单位
反密码子（anticodon）	反密码子是指 tRNA 中与 mRNA 密码子反向互补的三核苷酸序列
复制子（replicon）	复制子是指 DNA 分子中能独立进行复制的最小功能单位
同义突变 （same sense mutation）	指碱基替换后，密码子改变但氨基酸不变化的突变形式
错义突变 （missense mutation）	指碱基替换后，密码子改变并且氨基酸也发生改变的突变形式
无义突变 （nonsense mutation）	指碱基替换后，密码子变为终止密码子的突变形式
移码突变 （frameshift mutation）	指 DNA 编码序列中插入（增加）或缺失一个或几个碱基，从而使自插入或缺失的那一点以下的三联体密码的组合发生改变，进而使其编码的氨基酸种类和序列发生变化
动态突变 （dynamic mutation）	指串联重复的三核苷酸序列随世代传递而拷贝数逐代累加的突变方式
终止密码突变 （terminator codon mutation）	指碱基替换后，终止密码变为编码氨基酸的密码子的突变形式
系谱（pedigree）	从先证者或索引病例开始，追溯调查其家族各个成员的亲缘关系和某种遗传病的发病情况等资料，用特定的系谱符号按一定方式绘制而成的图解
先证者（proband）	指该家族中第一个就诊或被发现的患者成员
遗传早现 （genetic anticipation）	指一些遗传病在连续几代的遗传过程中，发病年龄逐代提前和（或）病情严重程度逐代增加的现象
完全显性 （complete dominance）	指具有相对性状的纯合体亲本杂交后，子代只表现一个亲本性状的现象。即外显率为 100%

名词	定义或概念
不完全显性 (incomplete dominance)	指杂合子的表型介于显性纯合子和隐形纯合子表型之间的一种遗传方式
共显性 (codominance)	共显性是指一对等位基因之间没有显性和隐性的区别，在杂合子个体中两种基因的作用都完全表现出来
延迟显性 (delayed dominance)	指带有显性致病基因的杂合子在生命的早期，因致病基因并不表达或表达尚不足以引起明显的临床表现，只在达到一定的年龄后才表现出疾病
外显率（penetrance)	外显率是指在一定环境条件下，群体中某一基因型个体表现出相应表型的百分比
表现度（expressivity)	表现度是指在不同遗传背景和环境因素的影响下，相同基因型的个体在性状或疾病的表现程度上产生的差异
交叉遗传 (criss-cross inheritance)	指在 X 连锁遗传中，男性的 X 染色体及其连锁基因只能来自母亲，又能传递给女儿，不存在男性向男性的传递方式
拟表型（phenocopy)	由于环境因素的作用使个体的表型恰好与某一特定基因所产生的表型相同或相似，这种由环境因素引起的表型称为拟表型
从性遗传 (sex-conditional inheritance)	从性遗传是位于常染色体上的基因，由于性别的差异而显示出男女性分布比例上的差异或基因表达程度上的差异
限性遗传 (sex-limited inheritance)	限性遗传是指位于常染色体上的基因，由于基因表达的性别限制，只在一种性别表现，而在另一种性别则完全不能表现
遗传印记 (genetic imprinting)	指由于一个个体来自双亲的某些同源染色体或等位基因存在功能上的差异，而导致当它们发生相同的改变时所形成的表型却不同的现象
亲缘系数 (coefficient of relationship)	亲缘系数是指两个近亲个体在某一基因座上具有相同基因的概率
近婚系数 (inbreeding coefficient)	近婚系数是指一个个体接受在血缘上相同即由同一祖先的一个等位基因而成为该等位基因纯合子的概率
基因多效性 (gene pleiotropism)	基因多效性是指一个基因可以决定或影响多个性状
遗传异质性 (and genetic heterogeneity)	遗传异质性是指一种遗传性状可以由多个不同的遗传改变所引起，即同一表现型由不同基因型决定的现象
分子病（molecular disease)	由遗传性基因突变或获得性基因突变使蛋白质的分子结构或合成的量异常，直接引起机体功能障碍的一类疾病
血红蛋白病 (hemoglobinopathy)	指血红蛋白分子合成异常引起的疾病。可分为异常血红蛋白和地中海贫血两大类

名词	定义或概念
先天性代谢缺陷（inborn errors of metabolism）	指由于遗传上的原因而造成的酶蛋白质分子结构或数量的异常所引起的疾病
质量性状（qualitative character）	在单基因遗传中，基因型与表型之间的相互关系比较直截了当，因此这一性状的突变在群体中的分布往往是不连续的，可明显分为 2～3 个群，所以单基因遗传的性状又称质量性状
数量性状（quantitative character）	多基因遗传性状的变异在群体中的分布是连续的，有一个峰，即平均值，不同个体的差异只是量的变异，因此又称为数量性状
多基因遗传（polygenic inheritance）	指由多对基因共同决定，不受孟德尔遗传规律制约且受环境因素影响较大的一种遗传方式
易感性（susceptibility）	指在多基因遗传病中，由遗传基础决定一个个体患病的风险
易患性（liability）	指在多基因遗传病中，遗传因素和环境因素共同作用决定一个个体患某种遗传病的可能性
发病阈值（threshold）	指由易患性所导致的多基因遗传的发病最低限度
遗传度（heritability）	指在多基因疾病形成过程中，易患性由遗传因素和环境因素共同决定，其中遗传因素所起作用的大小称遗传度，一般用百分比表示
染色质（chromatin）	指间期细胞核中由一条DNA分子缠绕无数核小体核心组成的核蛋白纤维
染色体组（chromosome set）	指在一个真核生物中，一个正常生殖细胞中所含的全套染色体
核型（karyotype）	核型是指一个体细胞中的全部染色体，按其大小、形态特征顺序排列所构成的图像
核型分析（karyotype analysis）	将待测细胞的核型进行染色体数目、形态特征的分析，确定其是否与正常核型完全一致
随体（satellite）	指人类近端着丝粒染色体的短臂末端的一球形结构
端粒（telomere）	指短臂和长臂的末端分别有一特化部位，具有维持染色体形态结构的稳定性和完整性的作用
常染色质（euchromatin）	常染色质在细胞间期螺旋化程度低，呈松散状，染色较浅，含有单一或重复序列的DNA，具有转录活性，常位于间期细胞核的中央部位
异染色质（heterochromatin）	异染色质在细胞间期螺旋化程度较高，呈凝集状态，染色较深，含有重复DNA序列，很少进行转录或无转录活性，多位于核膜内表面
核仁组织者区（nucleolus organizing region, NOR）	指随体柄部的缩窄的次级缢痕，该部位与核仁的形成有关，其主要功能是转录rRNA及参与核糖体大亚基前体的合成

续表

名词	定义或概念
染色体畸变 (chromosome aberration)	指体细胞或生殖细胞内染色体发生的异常改变
单倍体（haploid）	指具有一个染色体组的细胞
二倍体（dipoid）	指具有两个染色体组的细胞
亚二倍体（hypodiploid）	指体细胞中染色体数目少了1条或数条
超二倍体（hyperdiploid）	指体细胞中染色体数目多了1条或数条
单体型（monosomy）	指某对染色体少了1条，细胞染色体数目为45条，即构成单体型
平衡易位携带者 （balanced translocation carrier）	在染色体平衡易位畸变中，一般都没有遗传物质的丢失，所以个体的表型正常，为平衡易位携带者。平衡易位携带者可能给后代带来患染色体病的高度风险
衍生染色体 (derivation chromosome)	指通过相互易位（即两条染色体同时发生断裂，断片交换位置后重接）形成的两条染色体
嵌合体（mosaic）	指同时存在两种或两种以上核型的细胞系的个体
三体型（trisomy）	指某对染色体多了1条，细胞内染色体数目为47条，即构成该染色体的三体型
染色体病 (chromosome disease)	指染色体数目或结构异常引起的疾病
HLA复合体 (histocompatibility leukocyte antigen complex)	指人类的主要组织相容性复合体
新生儿溶血症（hemolytic disease of the newborn）	由母胎红细胞抗原不相容所致，进入母体的胎儿细胞有可能作为异物引起免疫应答反应，使母体产生免疫性不完全抗体IgM，并可通过胎盘屏障进入胎儿循环，导致胎儿红细胞大量破坏引起胎儿或新生儿溶血
干系（stemline）	指在某种肿瘤内生长占优势或细胞百分数占多数的某种细胞系
标记染色体 (marker chromosome)	指较多出现在某种肿瘤细胞内的一种异常染色体
病毒癌基因 （viral oncogene）	指病毒基因组中能诱发宿主细胞癌变或转化的一类基因
细胞癌基因 (cellular oncogene)	指细胞中正常的原癌基因
原癌基因（pro-oncogene）	指一类控制细胞增殖与分化的基因，是病毒癌基因的同源序列
融合基因（fusion gene）	指两个基因或其各自的一部分组合成一个新的能表达的基因

名词	定义或概念
抑癌基因 （tumor suppressor gene, TSG）	指正常细胞中能够抑制肿瘤发生的基因
二次突变学说 （two mutation theory）	认为遗传性肿瘤家族连续传递时，已经携带了一个生殖细胞系的突变，此时若在体细胞内再发生一次体细胞突变，即产生肿瘤，这种事件较易发生，所以发病年龄较早，而散发性肿瘤家族是由于一个细胞内的两次体细胞突变而产生的，发生率较低或不易发生，所以发病年龄一般较晚
费城染色体 （Philadelphia chromosome）	一种比 G 组染色体还小的近端着丝粒染色体，在美国费城从慢性粒细胞白血病患者的外周血细胞中发现，故命名为 Ph 染色体
适合度（fitness）	指在一定环境条件下，某基因型个体能够生存并将其基因传给后代的能力，又称适合值
遗传漂变（Genetic drift）	指当一个族群中的生物个体的数量较少时，下一代的个体容易因为有的个体没有产生后代，或是有的等位基因没有传给后代，而和上一代有不同的等位基因率
遗传平衡定律 （Hardy-Weinberg law）	在一定条件下（群体很大，随机婚配，没有突变，没有选择，没有大规模个体迁移等）群体中的基因频率和基因型频率在世代传递中保持不变，称为遗传平衡定律
产前诊断 （prenatal diagnosis）	指采用羊膜穿刺术或绒毛取样等技术，对羊水、羊水细胞和绒毛进行遗传学检验，对胎儿的染色体、基因进行分析诊断，是预防遗传病患儿出生的有效手段
探针（probe）	指在分子杂交中用来检测互补序列的带有标记的单链 DNA 或 RNA 片段
基因诊断（gene diagnosis）	指利用分子生物学技术，检测体内 DNA 或 RNA 结构或表达水平变化，从而对疾病做出诊断的方法
原位杂交 （in situ hybridization）	指将组织或细胞样品经过适当处理，用探针与核酸进行杂交，以确定被检核酸在组织或细胞以及中期染色体中的定位
DNA 多态性 （DNA polymorphism）	指染色体的某个基因座可能由两个或多个等位基因中的一个占据而造成的同种 DNA 分子的多样性

主要参考文献

1．左伋．医学遗传学．6 版．北京：人民卫生出版社．2013.

2．陈竺．医学遗传学（八年制及七年制）．北京：人民卫生出版社．2005.

3．税青林．医学遗传学．2 版．北京：科学出版社．2012.

4．李琳，孙秀英，朱家政．实用医学遗传学．北京：军事医学科学出版社．2007.

5．傅松滨．医学遗传学．3 版．北京：北京大学医学出版社．2011.

6．梁素华，邓初夏．医学遗传学．3 版．北京：人民卫生出版社．2014.

7．王修海．医学遗传学笔记．北京：科学出版社．2006.

8．相保胜，李刚．医学遗传学．北京：高等教育出版社．2014.

9．查锡良，药立波．生物化学与分子生物学．8 版．北京：人民卫生出版社．2013.